JN292536

ゆるゆる病棟。

精神医療の新しい可能性を求めて

はじめに

佐藤順恒

医師の佐藤、心理士の山田の二人で上尾の森診療所を開業してから、十一年がたちました。

上尾の森診療所は、精神科・神経科・心療内科を標榜《ひょうぼう》し、十九床のベッドを持つ有床診療所です。われわれは、この十一年の活動を振り返り、全国的にも数少ない有床診療所という医療形態の中で、なにができてなにができなかったのか、そして、そもそも「病気とはなにか」「治療とはなにか」について考えをまとめてみたいと思いました。この十一年の中間総括を本書で報告させていただきます。

有床診療所は、病院とクリニックの中間型といっていいでしょう。「気軽に入りやすい」クリニックが持つ病棟は、従来の精神科の医療形態では実現することが難しいと思われる臨床実践を可能にしていると考えています。有床ならではの、われわれの実践をできるかぎり生々しくお伝えできれば、精神にまつわる問題に関心を持っておられるみなさんのお役に立てるのではないかと思います。

　われわれの活動は診療所内にとどまらず、地域へと広がりつつあります。そうしたさまざまな活動において医師と心理士が連携することは、われわれにとって開業前からのもっとも大事な課題であり、前提でした。医師である佐藤と心理士の山田が、臨床現場だけでなく地域活動にもともに参画し、そして共同経営者として診療所の経営、組織運営の面でもしっかりと連携していることが上尾の森診療所の大きな特徴の一つであると思っております。そして、そのことによって情熱ある若者が集い、上尾の森診療所がより活性化しているのではないかと考えています。

　医師・心理士に限らず多くの方に読んでいただいて、われわれ上尾の森診療所の活動に対して、忌憚《きたん》のないご意見、ご批判をお寄せいただければ幸いに存じます。

ゆるゆる病棟。

精神医療の新しい可能性を求めて

目次

生活共同体としてのデイケア　臨床心理士・精神保健福祉士　大丸一成　136
精神保健福祉士　結城彩乃
緩やかな病棟　看護師　依田ひろ美／野本　勉　144
体を張る心理士の卵　看護助手　須賀雅浩　150
診療所のお母さん　厨房　高橋絹子／辻井なつ子　156
医薬分業について　わかば薬局　岩永和巳　161
第三章　上尾の森診療所における臨床――医師の立場から　佐藤順恒
第一節　開業当初の臨床実践　169
外来治療　170
入院治療

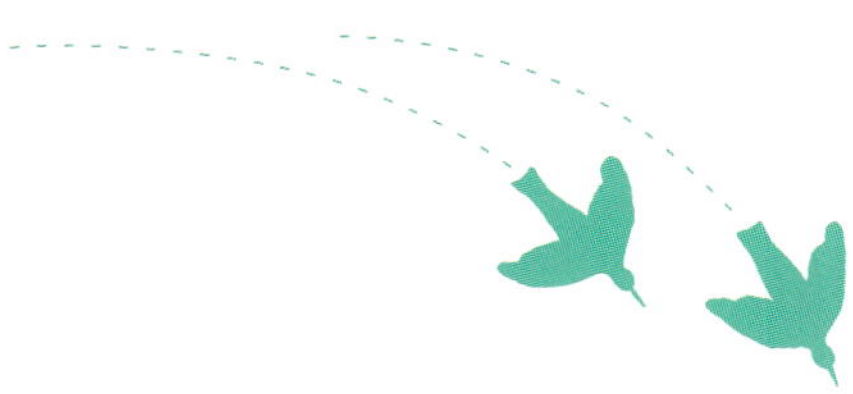

プロローグ

佐藤順恒
山田　均

出会い

佐藤　開業して十一年、いろんなことがあった。精神科の患者さんへの差別や偏見をなくすために、なにができるかという問題意識を持って始めたけど、どうなんだろう。改めて上尾の森診療所ってものについて考えてみたい。

山田　今までの精神医療と比べたら、変わったことをやってきましたね。そもそも、医師と心理士がこれほど対等な協力関係で運営しているところは聞いたことがありません。共同経営のスタイルは全国でも例がないかもしれませんね。そもそも、われわれがはじめて出会ったのはどこだか覚えていますか。

佐藤　テニス場だったよ。Ｐ診療所の合宿だ。若いとっぽい兄ちゃんが来ているなと思ったよ。

山田　ハハハ……。先生こそサングラスして人相悪く見えましたよ。だれだろう、このおじさんと思ったら、お医者さんというのでびっくりしたのを覚えています。お互いの印象はあまりよくないということで、はじめから気が合いましたね。先生はＰ診療所で心理士と組みはじめたんですか。

佐藤　そう。Ｐ診療所は、心理士を常駐させてカウンセリングを提供する形態を、どこよりも早く導入していたんだ。ＪＲの駅前だから、受診する患者さんは会社員や学生さんが多かった。人間関係や家族関係のテーマになると、心理士にカウンセリングを頼んだ。

はじめは医師と連携する一つの職種くらいの認識しかなかったけど、患者さんをいっしょに診ながらケースカンファレンス（援助を必要としている人に関する医師やソーシャルワーカー、心理士、看護師などの事例検討会）なんかのおつきあいをしていくうちに、いい協力関係ができてきた。ときには心理士が実質的に主たる治療者をつとめて、医師は治療全体の責任と薬による心身の管理に徹することもあっていいということも知った。

山田　P診療所は、そう言ってくれる医師が多い診療所ですね。心理士からはとてもありがたい関係です。われわれ二人には大きな影響がありました。

Q病院では、お互い常勤でコンビを組ませてもらうことが増えました。いっしょに往診したこともありましたね。患者さんを強引に病院に連れて行こうとしたら、「誘拐されるー、助けてーっ」と街中で叫ばれて、通りがかりの人に「警察呼びましょうか」と言われちゃいました。

佐藤　そうね。強制入院が必要な場合にはしかたがないことだけれど、そういうことを心理士がやるか？

山田　……。たしかに「患者さんの味方になります」と宣言する心理士は、本人の望まないことにはタッチしないのが教科書的なあり方です。でも、昔の病院勤務の心理士はなんでも屋さんでしょ。カウンセリングをやれる時代になったのは最近ですよ。Q病院もケースワーカーがいなかったので、福祉職の仕事も兼務して、年金相談や入院説得とか、アパート探しもやりました。目の前の必要なことをやるしかないと思っていたので、あまりこだわりはありませんでした。むしろ、心理だけの世界では経験できないから、勉強になったと思っています。

佐藤　医師もただ診察室で診療をしていればいいと思ってはいない。不穏な患者さんを押さえて注射するときに眼鏡を割られたり、殴られてあざを作ったもんだ。現場と教科書はたしかに違うよね。

山田　もう一つ、鮮烈に覚えているのはクリスマスパーティーです。先輩心理士がレクを担当していたのですが、いきなり病棟のフロアがディスコ会場ですよ。ミラーボールはあるし、職員は女装しているし。そのうちチークタイムになって、心理士も患者さんとべったりで踊るじゃないですか。恋愛転移とか治療枠とか考えていたのに、これでいいのかと思いましたよ。

佐藤　ディスコにチークはつきもので、あたりまえでしょう。職員が本気で楽しまなかったら患者さんだって楽しめない。きみもまだまだ堅かったな。

山田　カウンセリングだけが仕事ではないと思い知らされた体験でした。

佐藤　Q病院は患者さんの人権を大切にすることがあたりまえだったから、ともにつきあう感じが強かったかもしれない。

開業に向けて

佐藤　自分でやりたい精神医療を実践するためには、開業するしかないと考えはじめた。医局長としてQ病院の経営に意見できるようになったけど、勤務医でやれることには限りがあるから、自分で経営すれば可能性が広がると思ったんだ。

山田　医局でいっしょに話しましたね。夢のように聞こえましたけれど、実現できたら楽しそうだと思っていました。このころは、先生には公私ともにかわいがっていただきました。囲碁も麻雀も教えてもらったし、なんといっても私の結婚の仲人を務めてもらいました。

佐藤　麻雀をやると人柄がわかるからな。信用できる人か、いっしょに仕事をしたいと思うか、仲間になれるか。そういう意味では山田は合格点だった。

山田　遊び心が大切なのはわかっていましたけど、ずいぶん高い授業料でした。先生が開業するなら手伝いたいと思っていたとき、農業をしているおじに、どこかに土地を貸してくれる農家の人はいないかと話してみたんです。するとおじが、「上尾に土地が空いているから使っていいよ」と言ってくれて、これを機に急に開業が現実味を帯びてきましたね。

佐藤　たまたま上尾という土地だったけれど、結果的に精神科の開業には最適だった。

山田　上尾市の中でもちょうど住宅街と郊外の境目で、環境は最高でした。隣には牛の牧場もあって患者さんの散歩コースになりました。のんびりした雰囲気はこころを癒しますしね。

佐藤　ここで開業しようと決めたけど、そのあとが大変だった。

山田　構想から開業まで足かけ五年近くかかりました。

上尾の森診療所のコンセプト

佐藤　ところで、きょうの新聞読んだ？　またこの事件報道の最後に、「精神科の通院歴あり」と書かれているよ。なにか人の目をひく事件があると、やれ引きこもりの時期があったとか、まるで精神病者が事件を起こしやすいみたいな報道になっている。

山田　あの偏った報道のされ方はほんとうに困りますね。たしか犯罪白書にデータが出ていましたね。

佐藤　平成七年の、警察庁の「犯罪統計書」や法務省の「犯罪白書」がある。検挙人員中の精神障害者の占める割合は、全体で〇・一パーセントと低い。実際には精神病者が犯罪を犯す率は健常者より低いのに、精神病者は危険な存在というイメージが作り上げられている。障害者差別や偏見を少しでもなくすにはなにができるか、精神科医になって三十年たつけど、この問題にはこだわりつづけたいと思っている。

山田　『ブラックジャックによろしく』（佐藤秀峰著、講談社）という漫画でこの問題が取り上げられていますが、先生読みましたか？　あれだけ売れている漫画に取り上げてもらうと、社会への問題提起になりますね。われわれ心理士も、患者さんがどんな社会で生活しているのか、どんなふうに見られてどんな苦労があるのか、現実に根ざした理解をもって臨床に取り組まなければいけません。個人のこころの世界だけを取り上げるのではなく、常に社会に目を向けながら面接室にいたいと思います。障害者差別や偏見の問題には、私もこだわっていきたいです。そういえば、精神科の開業が世間から受け入れられるか、地域の人からの見られ方を意識しましたね。

佐藤　そうそう。精神科らしくない、また「病院」らしくない建物の設計をしたし、心理士がカウンセリングをやっています、とソフトなイメージを前面に出そうとしたよね。対人関係の悩みや不登校なんかも相談できます、というほうが来てもらいやすいから。精神科にも気軽に受診できるようにというのを目指した。

山田　医師と心理士が役割分担して、手厚くていねいにサービスを提供できるのが理想です。地域の方々から必要だと認識していただけたらいいですね。

佐藤　そのためには、患者さんのニーズに応える意識が大切です。医師も心理士も、診療所というシステムの一つの駒であると考えています。

山田　そのとおり。要は診療所として良質な医療を提供するかだ。医師も心理士もサービスを提供する側の都合だけで考えてはいけない。利用する側の立場に立つことだ。

佐藤　システムの一つとして、十九人分の入院ベッドを持ったことも上尾の森診療所の大きな特徴です。今だから笑って話せますけど、ベッドが埋まらなかったらどうしようと思っていました。ほとんど前例がない形態だから、参考になる病院がない。だからいきなり倒産するのではないかと恐れたことを覚えています。共同経営ならではの悩みでした。

佐藤　おれはあまり心配していなかった。総合病院やクリニックの外来診療をしていると、この患者さんを入院させたい、しかし、既存の精神科病院の雰囲気にはなじまない……、と思うことがけっこうあった。絶対需要があると確信していたね。気楽に少し入院しませんか、と言えるような施設がほしかったんだ。

山田　結果的にそのとおりになりました。今までの精神科の病院とは違う層の患者さんに利用していただいています。入院は合宿みたいな雰囲気ですし、病棟から会社へ行ったり学校へ行ったりする人もいますしね。

佐藤　精神医療の中で、今まで援助されにくかった患者さんを引き受けられたという意味ではそれなりの役割を担っていると言えるかな。ここみたいな診療所が増えてほしいと思うけど、なかなかあとが続かないね。だからこの十一年の活動をただやりっぱなしではなく、まとめてみたいと思う。

ということで、山田、少し文章にしておいてくれる？　必要なところは登場するから任せたぞ。これも共同経営の役割分担だ。

山田　えっ……。

第一章　上尾の森診療所という試み

山田　均

第一節　開設前

上尾市の風景

上尾市は埼玉県の東南部に位置し、東京から約三十五キロ、電車でいうと池袋駅まで四十分、上野駅にも四十分の距離にあります。通勤に便利なベッドタウンとして人口が増え、現在は二十二万人の住宅都市になっています。山や海のない関東平野の平らな土地柄で、関西の先生とゴルフをやると、「こんなにフラットなコースあるんかい」と言われてしまいます。

大きな産業や文化遺跡はなく、観光地でもありません。「会社は東京」というサラリーマンが多く、朝晩の上尾駅はバーゲンセールの争奪戦のようです。夜は、仕事に疲れて少

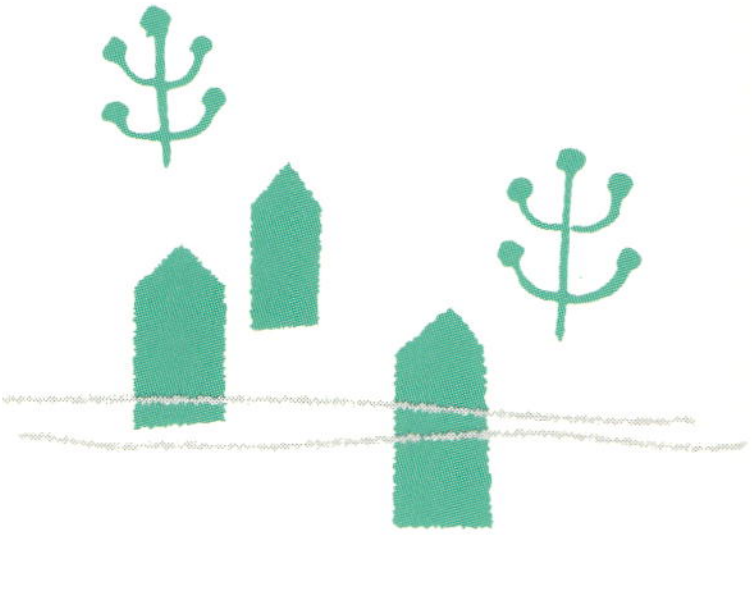

し酒の入った赤ら顔が、電車から大量に吐き出されてきます。

駅から離れるとまだ畑がありますが、専業農家はめっきり少なくなりました。地域の共同体意識は徐々に薄れ、マンションに代表されるような「お隣のことはわからない」という都会感覚が増しています。自治会のお祭りに人が集まらないという嘆きが聞かれます。上尾市はこれといった特徴はありませんが、便利で住みやすい、「もうすぐ大都会」という感じの町でしょうか。

そもそも埼玉県は、精神医療福祉に関しては全国でも下位にあり、遅れが指摘されています。小児精神の領域では、入院ベッドが一つもなく、近都県にお願いするしかない状況です。

精神医療に関しては、上尾市内では精神科単科の病院が一つとクリニックが先進的にがんばられており、われわれが三軒目となります。二十二万都市に対して二軒では、さぞかしご苦労があったと推測されます。その後、われわれのあとにもう一つクリニックが開業されましたが、精神科の医療機関は現在でも四つにすぎません。

しかし、逆にいうとがんばっただけ手ごたえがあるため、やりがいのある町ともいえます。特に平成十四年、官民一体となって作り上げた「社会福祉法人あげお福祉会」の設立は「上尾方式」ともいわれ、全国から注目を浴びています。精神医療、福祉をよくしたいという仲間がたくさんできたのは大きな喜びです。ともに協力し合うホットな活動は、今後の大きな発展を予感させます。開業場所が上尾市になったのは偶然でしたが、最高の選択となりました。

住民の反対

開業に至るまでにはいくつかの困難がありましたが、その一つは住民の反対です。

まったく縁もゆかりもない、はじめての土地での開業です。人からのアドバイスに従い、取り急ぎ地元の区長さんや議員さんに、「この土地で精神科・神経科の有床診療所を開かせていただきたい。短期静養施設であるし、同意して入院される方なのでご迷惑はかけません」とごあいさつしました。

しかし、回覧板による反対署名活動があっという間に広がり、市と県に千名を超える署名が提出されました。地元の了解がないと建築許可が下りないため、大幅に建築予定が伸びそうな雲行きです。

われわれはまずご近所を一軒一軒回り、資料をつけて趣旨を説明することから始めました。暑い夏の日でした。二人して汗をかきながら頭を下げて理解を求めましたが、反応は今ひとつでした。感情的に受け入れがたいのか、「今の世の中で必要なのはわかる」と言いつつ、「住民に危害が加えられるかもしれない」「患者がなにをするかわからない」「学校が近くにあるから不安だ」「地価が下がる」「もしも家族が精神科受診を必要としたら、駅で三つも四つも離れたところに行くものだ」などの意見です。ごみ処理場や火葬場と同じで、必要なのはわかるが近くにあってほしくないという理屈です。

たしかに住民の方々の立場に立てば、これらの意見は当然といえなくもありません。精神病、精神障害、精神病院という言葉から、好ましいイメージを浮かべることには無理があるかもしれません。要するに、精神医療のことを知らないから不安になるわけで、われわれはどうしたらこの不安を取り除くことができるのかが、住民の反対運動を乗り越えていくポイントであると考えました。

住民の方との話し合いの中で、①カウンセリングを行う施設である。学校に行けない子どもたちも通院してくる。②入院は、同意して短期静養に来る方のみである。③病気を自覚できない患者さんは入院対象にしないし、そもそも法規上できない。自覚できない患者さんは、専門の病院に紹介する。④精神病の人は問題を起こすという不安があるのなら、むしろ適切な治療を施せる医療施設があれば地域のためになる。われわれはそのお役に立つことができる。⑤だれでも精神の病的状態になる可能性がある。⑥簡単な精神医学の紹介をしていく。このようなことを柱に了解を求めていきました。公民館を借りて説明会を開きましたが、「とにかく反対。パチパチパチ……」。私たちは、まるで罪を犯した被告のようでした。

そんなとき、市役所の中に地域のトラブルの調整をしてくれる「自治振興課」というセクションがあることを知り、すぐにお願いにあがって協力を求めました。

こうして、市が仲介役となって住民側との話し合いを行うことができ、話が進み、条件つきではありますが妥結にむかいました。条件の中の一つに、「佐藤か山田の家族どちらかが診療所に住み、子どもも生活させなさい」というのがありました。子どもが生活できるぐらいなら安全だろうということなのかもしれませんが、地域の一員になりなさいと示唆していただきました。最後は、代表の方から、「どうせやるなら県内一の病院になってください」という言葉をいただいて、住民の反対運動は落着しました。

この住民の反対運動から多くのことを学びました。人は、精神障害に対する差別観や偏見をはじめから持っているわけではないのです。話をすれば、みなさんごく普通の方たちです。ただ、知らないがゆえに不安なのです。報道で、事件があるたびに「精神科通院歴あり」ということが強調されていたら、不安があおられます。これまで、精神病の患者さんを社会から病院に隔離し、隠してしまうという医療の流れがあったために、その実態を知らされずにきたのです。だから、みなさんに知っていただくことの必要性を強く感じました。

住民の反対を乗り切るのに四か月の時間を要しました。今でも佐藤とこんなことを言い合います。「もし一人だったらつぶれていたな。胃が痛くなった。二人だからなんとかやれたんだ」と。われわれにとって、共同経営の大きな初仕事になりました。

上尾の森診療所の概要

上尾の森診療所は、平成六年四月に開設されました。上尾駅から四キロ、道路を挟んで向かいは住宅地、こちら側は住宅調整区域で緑が広がっています。もともと林だった土地を切り開いたため、樹齢何十年という大木を残すことができました。「森」をキーワードに、木々に囲まれた優しい診療所を目指したのです。精神科に対しての、「閉じ込められてしまう病院」とか「怖い病院」というイメージを少しでも減らす努力は、差別偏見をなくす第一歩です。「風邪を引いたから病院に行こう」という感覚で、「最近眠れないから上尾の森に行こう」と気楽に受診してもらえることが理想です。

建物は木造で、木のぬくもりを大切にしました。建物の総面積は四百二十平方メートルで、大きめの民家というたたずまいです。設計の打ち合わせの中で、設計士さんが、「リゾート感覚のペンション風クリニック」というコピーを提案してくれました。しかし、予算が乏しいため、設計士さんご推奨の「露天風呂」も「ひのき風呂」も実現しませんでした。

外来は、吹き抜けの天井から明かりを取り、ゆったりと十五人ぐらいが入るスペースを待合室にしました。診察室と処置室が一つずつ、カウンセリングを行う心理室は少々広めにもう一つ。診察室より広いのは、カウンセリングには落ち着いた雰囲気が必要だろうと考えたこと、グループ療法も可能な空間を確保したかったことによります。

開業してから二年の間に、一日の外来患者さんが二十人から三十人、そして入院が満床を維持していれば経営が成り立つと試算しました。駅から離れているため、外来の患者さんの数はあまり期待できないだろうと考えたのです。

意外と設計に悩んだのは厨房です。三十食を作るのにどれだけのスペースが必要なのか、どんな設備が必要なのか、見当がつきません。ほかの病院を見学したりもしたのですが、どうもイメージできません。とりあえず業務用の大きな冷蔵庫と冷凍庫があればなんとかなるだろうということで落ち着きましたが、あとになって大間違いであることが判明しました。食材は想像以上にかさばるのです。

病棟は個室を五室、二人部屋を七室にしました。大部屋を作らなかったのは、プライベートな空間を保証し、休養しやすい環境作りを目指したからです。既存の精神科病院では、大きな畳部屋にたくさんの患者さんを押し込んで雑魚寝させるような入院環境があたりまえでしたから、この点だけは大事にしたいと思ったのです。

家具は、あまり病院らしくならないように、町の家具屋さんで選びました。ギャッチベッド（病院用の可動式）ではなくて家庭用のベッドなど、物の少ない一人暮らしのアパート、といった感じでしょうか。もう少し広く作りたかったのですが、予算と土地の形の都合で限界がありました。

デイルームは憩いの場であり、食堂も兼ねています。もちろん食事は自室で食べていただいてもかまいませんが、おしゃべりしながらいつの間にか親しくなれる大切な空間です。ここも吹き抜けで天窓から明かりが入り、ゆったりとした空間を演出しています。広い窓からは大きな木々が見渡せて、落ち着いた気持ちにしてくれます。ここからの景色は今もお気に入りです。

庭には「ラブ」という犬がいます。患者さんに遊んでもらったり、散歩に連れて行ってもらっています。見慣れない人には「ワンワン」。しかし、私にも「ワンワン」とはどんなものでしょうか。

懸案のお風呂は、ごく普通のユニットバスに落ち着きました。一人ひとり入っていただき、中からかぎをかけていただくことにしました。同じく、トイレも中からかぎがかかるようにしました。どうしてそんなあたりまえのことをわざわざ言うのかと思われるでしょうが、精神科では、決して「あたりまえ」ではありません。閉ざされた空間では自傷などの逸脱行為の心配があるため、精神科病院では入浴に職員がつき添い、トイレも外から見えるようになっているのがあたりまえで、ゆっくりと入るどころではないのです。

しかし、上尾の森診療所は強制医療の施設ではありません。みずから休養や治療を望んで入院される患者さんたちの診療所です。ですから、患者さんたちを信頼してこのような形態にしました。結果的には心配していた事故は一度もなく、むしろ「半身浴をするのに時間を計りたいから、お風呂用の時計を入れてほしい」とか、「朝から入りたい」というように、入浴を楽しんでいただいています。ただし、一人ひとりお湯を入れ替えますので、水道代が大変なのですが……。

二階は、職員が休憩をしたり食事を取る場所です。リネン庫や物置、更衣室も配置されています。そして、六畳の畳部屋とユニットバスを備えてあるのですが、よもやこの二階が山田家族の生活の場になるとは思いませんでした。地域住民との約束で、妻と三歳の幼稚園児である娘の三人で住み込むことになったのです。近くに引っ越してくる必要は感じていましたが、住民票が上尾の森診療所になるとはびっくりです。

精神科での看護婦（現在は看護師と呼びますが、当時の雰囲気を残したいため途中まで看護婦という呼称を使います）経験のある妻には、「経営が軌道に乗るまで看護婦として手伝ってくれないか。子どものほうは幼稚園を近場に代えるから探しておいてね。あと、二階に住むことになるからよろしく。家賃がなくなるからラッキーだね」とさりげなく話したのですが、妥結するまで少々時間を要しました。佐藤も隣町から診療所のごく近くに引っ越してくることになりました。

初期の職員配置

始まりは九人でした。院長は佐藤で、本業の診察のほか、経営戦略と人事管理を主に担当し、山田は本業のカウンセリングのほか、事務長として経理を担当し、保険請求や税務会計などのマネージメント全般を引き受けることになりました。なにしろ、二人ですべてをこなさなければなりません。役職名はほとんど仮の姿にすぎず、相手によって名刺を使い分ける始末です。

ほかに半日の外来を担当してもらう医師を二人、そして精神科経験のある看護婦を婦長として一人、山田の妻が二人目の看護婦、事務はクリニックの受付経験のある方を一人、新規採用の心理士が一人、厨房は佐藤の妻が主に担当しました。それぞれなんでもやっていただくが、「新しい精神医療をやる。夢を買ってほしい」と誘い、経験豊かで信頼できる人に来てもらうことができました。「夢だけでは食っていけない。給料を上げてくれ」というのは後日談……。

まったくはじめての土地ですから、患者さんに最初から来てもらえるとは思えません。人件費をかけられないので、必要に合わせて雇用していく算段です。これまで診ていた患者さんでも、都内からわざわざ上尾までは来てもらうわけにはいきません。まったくのゼロスタートを覚悟していました。

大切なパンフレットの役割

医療もサービス業という側面を持っています。患者さんが受診してくださらなければ倒産するという、あたりまえの経済原則にのっとっています。そのためには、営業が大切です。ただ良質の医療をしていれば患者さんが来てくれる時代ではない、経営努力が不可欠であると考えていました。

宣伝の一つとして、新聞に紹介記事を載せてもらうことができました。大手新聞が、

「県内初の精神科有床診療所」の見出しで大きく取り上げてくれたのです。しばらくは、この新聞記事を見て遠くから入院を希望する患者さんが来てくださいました。

外来の新患は、六割の方が電話帳広告を見て来てくださいます（今ではインターネットからの情報が主になりましたが）。重要な情報源ですから、開設に合わせてぬかりなく掲載手配をしておきました。駅の看板広告は、値段に見合う効果がないと考えました。内科などの一般科なら別かもしれませんが、精神科は看板を見て受診される患者さんは少ないのです。その分を電話帳広告の予算に回すことにしました。

そして、なによりも大切なのは、診療所のイメージを決めるパンフレットです。山田の先輩であるコピーライターに作成を依頼したところ、快く引き受けてくれました。ライターは、「どんな診療所を目指すの？」「なにをやりたいのかな？」「患者さんは女性も多いの？」「年齢層はどのくらい？」と、われわれの基本コンセプトを聞いてきます。「上尾の森というネーミングだけど、ほんとうに木はあるの？」という質問に、「大きな木がたくさんあります。木を残した設計をしてあります」と答えたところ、「コンセプトは森でいこう。優しい森に包まれたイメージだ。どうせならいいものを作って、女性や子どもが見ても行きたくなるようなパンフレットにしよう」ということになりました。こうして、何人ものイラストレーターやデザイナーさんが協力してくださり、苦労の末、日本一すばらしいと自慢できるパンフレットができあがりました。診療所の「顔」の完成です。

「山田君、できばえいいだろう。ところで、予算オーバーしているんだ。悪くて請求書出せないよ。これでもお友だち値段なんだ。どうぞ」

「どのくらいですか？」

「だいたい車二台分かな」

「安い乗用車でしょうか、それとも高級車でしょうか？　どうぞ」

「高級車のほうです、どうぞ」

「……。えー、一台分ぐらいでなんとかなりませんか、どうぞ……」

公的な機関は、患者さんや家族に情報を提供する際、二、三のクリニックを並べて紹介するらしいと耳にしていました。もしパンフレットを比べられたら、どこにもひけをとらない自信はありました。そして、事実好評を得ることができました。

また、患者さんであるお子さんの代わりに、ご家族が受診するというようなこともありましたが、そのような場合、あとで本人にパンフレットを見せてもらうと、「ここなら行ってもいい」と受診につながるケースが多々ありました。十分、車一台分のもとを取ったと思っているわれわれです。

オープニングパーティー

開設の二日前、お披露目をかねて開院式を催しました。われわれが、今までお世話になった、あるいはこれからお世話になるであろう先生方や地域の方、知人など三百人に案内状を出したところ、二百人の出席をいただくことができました。

はじめに診療所を見学していただいたのですが、「温かい雰囲気でいいねえ。この病棟のデイルームは落ち着くよ」「待合室はおしゃれに作ったね。でも診察室が少し狭いかな」「この部屋は、広くてぜいたくだな。なんの部屋。えっ、カウンセリングに使うの、なるほどね」「いい病室だ。ワンルームのマンションみたいだ。これなら私が入院したいよ。これほどアットホームな雰囲気はめずらしい」とおほめのことばをいただきました。リップサービスの分を差し引いても、おおむね良好な評価をいただいたと思っています。

見学のあと、駅前のホテルにお客さんを誘導してパーティーです。これほど多くの方がおいでくださったというだけで感無量であり、力づけられます。応援のことばは、開設に至るまでのさまざまな苦労を癒してくれました。あしたからがんばるぞと、熱いものがこみ上げてきます。

お酒もだいぶ入ったころ、ある大病院の院長先生から、「ずいぶんりっぱな施設だったけれど、いったいいくらかけたんだい。数字のほうは合うのかい」と話しかけられました。また、別の先生が心配顔で、「経営だいじょうぶなの。十九床では、人件費の効率悪いでしょ」。さらに追い討ちをかけるように、「駅から遠いから、外来は期待できないね。やっていけるのかい」と、こちらも院長先生です。みなさん病院経営の大変さを身にしみている先生方、私の心配しているポイントをねらったかのように指摘してくれます。

バブルがはじけて、医療といえども倒産する時代になっていました。こみ上げてきた熱いものが背中に回り、冷たい汗となって流れていきます。二人の先生だけが、「ぜひやりなさい、今までにない形態だから需要は絶対あるし、きっとうまくいくよ」と励ましてくださいました。

第二節　初期・開設から桶川分院開設まで（平成六年四月〜）

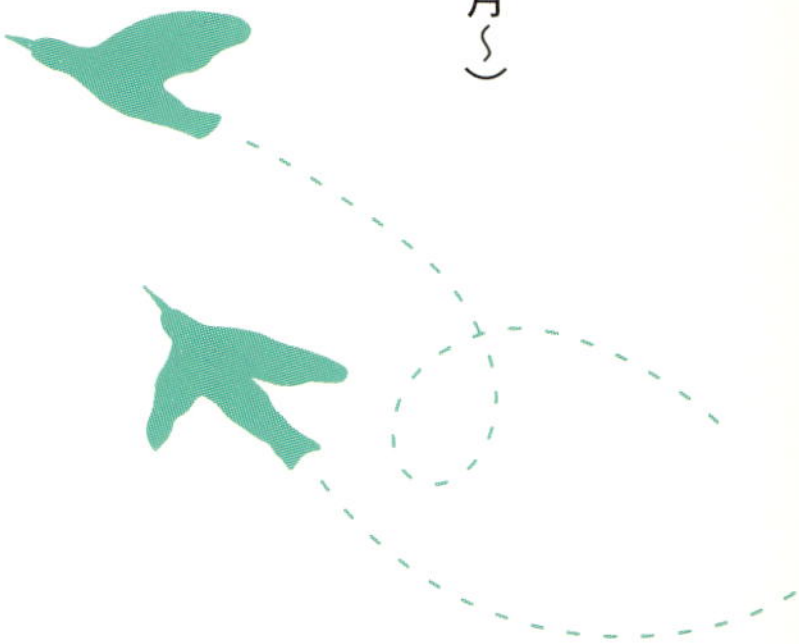

真新しさの中で

四月一日、開設初日を迎えました。外来の診察時間は、午前九時から午後一時までと、午後三時から午後七時までです。

ちょうど木々が芽吹きはじめ、春らしいにおいがしてきます。肌寒さが残っていますが、晴れた穏やかな日で、鳥のさえずりさえ聞こえてきます。なにもかもが新しく、職員の気分は高揚し、これから自分たちの新たな世界が始まるという期待感でいっぱいです。天気まで応援してくれるように感じる、すてきな船出となりました。佐藤から、「きょうからがんばりましょう。よろしくお願いします」とあいさつがありました。

受付のカウンターには、自慢のパンフレットを置きました。手に取ってもらえるか、不安と期待で胸はドキドキです。お祝いにいただいた花が、待合室にもカウンターにもところせましと並び、患者さんをお迎えしています。

医療用のコンピュータは、二週間前から練習して用意万端なのですが、受付から、「薬のコードも入れて用意はできているけれど、はじめは全員初診用の打ち込みだから大変そう。混んだら待たせてしまうわ」と心配の声。私は、「そんなことにはならないよ。さすがにきょうは、一人か二人じゃないかな」と答えました。そのとき、玄関が開いて最初の患者さんが来てくれたのです。思わず、「いらっしゃいませ」と、のどまで出かかってしまいました。

上尾の森診療所では、看護婦以外はユニフォームがなく、医師も心理士も白衣を着ていません。精神科の歴史の中で、白衣論争というのがありました。「白衣は権威の象徴に見られるから、患者さんとの距離が遠くなる。だから着ないほうがいいのではないか」という議論です。みなさんは、風邪をひいて、「なんでこんなに悪くなるまで来なかったんだ」と言われて、むっとした経験はないでしょうか。白衣を着ていて、偉そうにしている医師だったらなおさら頭にきます。

私にも経験があります。「でも、けんかするとしっかり診てもらえないかもしれないし、なんか恐そうだ。こっちは客なのになんで気をつかわなければいけないのだ」と思ったものです。私たちは、こうはなるまいというい ましめの意味も含めて、白衣はなしにしました。もっとも、佐藤にとってはあたりまえのことなので、白衣を用意するか否かという議論すらなく、いつものようにシャツにジーンズ姿です。

ジーンズ姿の佐藤が、記念すべきカルテナンバー一番の患者さんを診察室に呼び入れます。以前、勤めていた病院で、佐藤が担当していた患者さんでした。

ここで、佐藤に登場してもらいます。

佐藤　おはようございます。よく来てくれました。遠かったでしょう。

患者さん　先生、開業おめでとうございます。少し遠かったけど、駅からバスがあったからだいじょうぶでした。ずいぶんきれいな病院ですね。あっ、そうだ。これ、お祝いに花を持ってきました。そのへんに飾ってください。

佐藤　ありがとう。遠慮なくいただくね。

患者さん　いやー、これで先生も一国一城の主ですね。院長先生だ。大変だったでしょう、ここまでくるのは。

佐藤　うん。開業するのがこんなに大変だとは思わなかったよ。患者さんが来てくれるか心配だし。

患者さん　だからはるばる来たんじゃないですか。ぼくと先生の仲じゃないですか。やっぱり、佐藤先生がいいですよ。主治医を代えると、またはじめから話すのがめんどうだし。いつもの薬、二週間分ください。

佐藤　えっ、もう終わり。せっかく来たんだからもう少し話をしようよ。あまり調子よくなかったんじゃない。

患者さん　今週は平気でした。先生も忙しいだろうから、また来ます。きょうは先生の顔を見に来たんですよ。

現在の佐藤：今思うと、患者さんを診るというより、お客さんに対応した感じが強くしました。患者さんも、この日はお祝い客の顔で、ねぎらわれるのはむしろこちらのほうでした。

患者さんの病気の面ばかりに注目していると、彼らが、このような社会的な場のわきまえをあたりまえのようにできることを忘れてしまいそうです。だれでも、生活の場では二十四時間病気のことを考えているわけではありません。場に合わせた役割を果たしながら、相手を気づかうことを要求されているのです。病気だからそれができないわけではありません。もしそこに問題があるようなら、病気と決めつける前に、社会的なトレーニングとしてカウンセリングやデイケアの中で取り上げてもらったほうがいい部分なのかもしれません。

彼らは、診察室の中ではなかなか患者さんという役割以外の顔は見せてくれません。だからこそ、われわれは医師・心理士という役割を遂行しやすいといえるのですが、そもそも臨床は、治療者と患者さんの共同作業であるわけです。そんなあたりまえのことを、初期の患者さんからあらためて教わった次第です。

われわれは、外来の混む時間は夕方以降と考えて、午後七時までを受付時間としました。都市型のクリニックでは、午前中よりも五時ごろから会社帰りのサラリーマンや学生さんが、短時間に集中してみえるのです。特にカウンセリングは、遅い時間から予約が埋まるものでした。そのため、なるべく遅くまで診療所を開けておくことが患者さんへのサービスになるし、経営のためになると考えていました。

ところが、開いてみると午前中の患者さんがどんどん増えていくことに驚かされました。地域に在住の方は、むしろ午前中に受診する傾向があるのです。上尾は、都市部とは違って、サラリーマンや学生さんは会社や学校の近くで受診を済ませてしまう人が多いということがわかってきたのです。

患者さんの病理も、都市型のクリニックとは違いました。神経症圏ばかりではなく、精神病圏も少なくないのです。

診療所が認知されるに従って、神経症圏の患者さんが増え、合わせてカウンセリング適応のケースも増えていきました。

開設一か月目は、外来に百十二人の患者さんがみえ、大忙しの幕開けとなりました。知り合いの先生方も、最初は心配して近くの方を紹介してくれたのだと思います。新聞に紹介されたことも大きく、マスメディアの影響力に驚かされました。新聞の効果は、二、三か月続きました。

初期の入院病棟

入院に関しても、われわれの予想より早くからオーダーがありました。開設二日目から稼動しはじめ、三か月目には満床になったのです。はじめはどうぞ好きな部屋をお選びくださいという感じで、ワンフロア丸ごと貸し切りといった状態でした。看護室に近いところから利用していただきましたが、真新しくて広々とした入院環境に、患者さんたちも満足のようでした。

問題は、これほど多く入院のオーダーがあるとは思っていなかったため、職員の体制が組みきれなかったことでした。日勤も当直も二人の看護婦で間に合うはずがなく、慌てて募集を始めました。

看護婦は、二十四時間の日当直があたりまえでした。私も、昼間は心理士としてカウンセリングをし、業者が来れば事務長になり、夜は看護婦である妻の助手で看護室に泊まり、病棟を見回ります。暇があれば、掃除をして買い出しにも出かけます。特に朝はパニック状態で、妻が患者さんの食事を用意している間に、私は子どもの幼稚園の用意をして送り出し、外来の開始時間にすべり込みます。自分がいつ食事をしたのかさえわかりません。

患者さんの食事は、佐藤夫人や看護婦だけでなく、当の佐藤でさえ作らなければならないありさまでした。「朝飯のパンは何枚焼けばいいんだー」と、佐藤の声が厨房から悲鳴のように聞こえてきます。引っ越す家がまだ完成していない佐藤は、週六日当直体制で、外にも出られません。混沌とした時期でしたが、いちばん楽しくて思い出に残っているのもこの時期です。

一か月後には、職員の数が倍増していました。大きな変化の一つは、厨房に職員が入ったため、家庭的な食事が安定して出せるようになったことです。そのために、看護婦は病棟に専念でき、佐藤もパンを焼かなくてすむようになりました。

入院中の患者さんにとり、食事は大切な楽しみの一つであると考えています。当院では、厨房のおばさんたちの自慢の手作り料理が並ぶことになって、おいしくてバラエティーに富んだメニューが実現しました。よく病院の食事はまずいと言われますが、私たちは「そんなことはありません」と自信を持って言うことができます。

もう一つの変化は、受付、看護助手として大学生のパートを雇い入れたことです。知り合いの臨床心理学の教授に、「先生、看護助手として、そちらの学生さんをバイトで借りられないでしょうか。高い給料は出せませんが、いい勉強になると思います。いかがでしょうか」とお願いしたところ、「それは、現場に触れるチャンスですね」と快く了承してくださったのです。

実は、これも開設前から実現したい夢の一つだったのです。若い人がフロアを動き回っていることだけで病棟が活性化しますし、患者さんにとっては、医師や看護婦には言いにくいことを、気楽に話せる相手になると考えたのです。それに、いくら心理専攻の学生といっても一介の若者です。現場ははじめてですから、ただひたすら患者さんに対して誠意をもって応対するしか手立てがありません。中途半端に心理士としてキャリアがあるよりも、あたりまえの会話と純粋さに関しては、学生のほうが素直です。

もちろん、学生にとっては、またとない勉強の機会にもなります。私の学生時代は、大学の講座に研修や実習はなく、どうやって現場に出たらいいのかわからなくて大変な苦労がありました。今でこそ、臨床心理学の授業として実習が導入されましたが、それでも年間でせいぜい二週間程度です。責任のある、「職員」として現場に立つほうがいい体験になるはずです。私としては、学生を育てるという余裕はありませんが、機会だけは提供したいと考えていました。

十九人という人数の病棟は、佐藤も山田も当然はじめての体験ですから、どのような雰囲気になるのかは、想像がつきませんでした。入院の受け入れ条件としては、①自分自身で入院治療を希望する、②身の回りのことは自分でできる、この二点くらいで、外来診察時の医師の判断で、入院をお受けするかどうかを決めていきます。

入院期間は、平均すると一か月ぐらいです。初期のころでこそ、一年以上という長期入院者もいましたが、一方では一日で退院する方もいて、さまざまです。入院を希望する患者さんは女性が多く、かたよらないようにするのに苦労します。

入院の目的は、うつ状態なので休みたい、過食をどうにかしたい、家族とうまくいかないので離れて落ち着きたい、といったところが大半を占めます。

ほとんどの患者さんは、投薬治療をして休養してもらうだけでは不十分です。心理士がカウンセリングを行いますし、家族にも治療に参加していただくことを求めていきます。かつての精神科の病院とは、このあたりがいちばん違っていたと思います。現在の日本では、精神科病院の入院は、約六割が統合失調症の患者さんで占められており、薬物療法が中心になっているのです。

入院者の年齢層もばらばらですが、高齢者が一人か二人、十代の若い方が一人か二人、あとは二十代から五十代の方で構成されることが多く、相対的には病院よりも若い構成であることは間違いありません。

病棟の一日の様子

病棟の一日の様子をスケッチしてみたいと思います。守秘の問題がありますので、すべて創作ですが、雰囲気はお伝えできていると思います。

午後六時三十分、夕食後のデイルームにて――

Aさん（三十五歳、女性）
まだ食欲がなくて、半分しか食べられなかったわ。私には、量が多すぎるように思うの。Bさんは食べられました？

Bさん（四十二歳、男性）
私もはじめは食べられなかった。でも、入院して二週間たって少しよくなったせいか、食べられるようになりましたよ。味も感じられるようになったし、とてもおいしかったです。まぁ、Aさんはまだ入院したばかりだから、無理もないのでは……。しかし、きみはよく食べるね、C君。

Cさん（十八歳、男性）　ぼくは大盛りにしてもらっているよ。家にこもっているときは自分の部屋からあまり出なかったんで、おなかがすいても台所へ行かないでがまんしてたんだ。今は、たくさん食べているよ、食べ盛りだしね。

Bさん　きみはどうして入院してきたの。食欲もあって元気そうだし、なんともないように見えるけど。

Cさん　えーと。家で少し暴れただけなんだけど、お母さんにけがをさせちゃって……。今まで何回か病院へ行こうと言われていたんだけど、ぼくは病気じゃないからいやだって断っていたんだ。でも、お父さんから、「今度こそ病院に行こう」と言われてここに来たんだ。

自分でも、中学にも高校にも行けなくて、これではまずい、なんとかしなければと思っていたから、佐藤先生から、「一人で苦しんでいたんじゃないかな。少し休んでみたら。病棟を見学してみて、よかったら入院してみない」って言われて入院したんです。自分でも立ち直るきっかけにできればと思ったんです。

Aさん　それって、りっぱな考えだと思うわ。それに、好きで学校に行かなかったわけじゃあないんでしょ。

Cさん　そりゃそうですよ。前の晩までは、「あしたこそ行こう」と思うんだけど、朝になると起きられないし頭が痛くなって、それが繰り返されていくうちにおっくうになっていくんですよ。

Bさん　若い人でもあるんだ。朝がつらいんだよね。

Aさん　Bさんも同じような体験があるんですか。私は佐藤先生から、「家事がおっくうになっているのは、うつ病の症状ですよ」と言われて少し楽になったわ。それまでは、どうして体が動かないのかしら、家事もできなくて母親失格だと思って悩んでいたんです。夫からも責められたし。でも、病気だとわかってかえって楽になったの。

Bさん　不思議だな。みなさん、同じような体験をするものなんですね。こんなに大変なのは私だけかと思っていました。実は、私もC君みたいに、朝になるとやる気が出なくて会社に行けなくなるんです。今まで二十年以上も働いてきたのに、なんで急に行けなくなったんだって考えましたよ。たしかに、会社にはうつ病だからということで休んでいる人はいましたけど、まさか自分がなるとは思ってもみなかったですよ。

うつの症状を主訴に、入院される患者さんは多いのです。上尾の森診療所が既存の病院と違う点としては、軽うつ症状レベルの方が多いこと、パーソナリティーの問題も並行して考えざるをえない方が多いこと、比較的短期間の入院の方が多いこと、などがあげられます。入院当初は、まずしっかり休養すること、具体的にはきちんと眠れることを目標にします。こころがバランスを崩しているときは、ほぼ例外なく睡眠障害を伴いますから、薬を調整してその改善を図ります。眠れるようになることは、治療のうえでいちばん大事で欠かせないことなのです。

デイルームの患者さん同士の会話で意外に多くて驚くのが、お互いの病名や病歴を、世間話のように語り合っていることです。十九床という、アットホームな雰囲気のなせるわざなのでしょうか、それとも同じ仲間のにおいを感じ取るせいなのでしょうか。総合病院の病棟で交わされる、「おたくはどこが悪くて手術されたんですか。私は胃のほうを少し取ったんです」というような会話と同じ雰囲気で、とても好ましい感じです。

お互い、「苦しんでいるのは自分だけかと思った。でも、みなさん同じなのですね」というように、つらさを共有することで癒される部分が大きいようです。われわれに対して、「自分よりずっとつらい状態の人がいるんですね。私はまだ軽いほうだから退院してがんばってみます」と話される方も多いのです。もちろん、病気のことは人に聞かれたくない方もいますが、それはそれで話さなくても許されているようですし、気まずくなるわけではありません。

午後九時三十分、デイルームにて——

看護婦　九時の消灯時間を過ぎています。そろそろテレビは終わりにしてください。

Cさん　えー、このドラマちょうどいいところなのに。もう少しで終わるから観させてよ。

Dさん（二十五歳、女性）

そーよ。ここでやめろなんてひどいわよ。こんなに早くから寝られるわけないじゃない。イライラして過食したくなるから観せなさいよ。

看護婦　そんなにくってかからないの、Dさん。わかったわ、きょうだけよ。でも、布団に入った患者さんもいるからボリュームは下げてね。あら、Eさん（十七歳、男性）はここにいたんじゃないかしら。

Dさん　山田先生と、病室でゲームやっているんじゃない。助手の学生さんも、「おもしろそう」と言って部屋に行ったみたいよ。先生が遊んでいるのだから、テレビぐらい観たっていいじゃないの。

看護婦　それは困ったわ。病室に行ってみるわ。

病室にて――

「ヒューン、バンバンバン、バキューン」

山田　おい、学生。E君に負けるんじゃないぞ。負けたら給料出さないぞ。行けー。

看護助手　そんなこと言ったって、E君ははんぱじゃなく強いんですよ。あー。

Eさん　かわいそうだよ、山田先生。この人へただもん。

山田　なにー。おれに代われ。ちょっとうまいぞ、おれは……。

Eさん　あー。ほんとにうまい。こりゃ本気だー。

山田　あたりまえだ。おれに勝とうなんて、百年早いぞ。行けー。

看護婦　……。先生、もう少し静かにしてください。寝はじめた方もいるんです。

山田　えっ。今何時？

看護婦　もう九時四十分ですよ。消灯時間は過ぎています。

山田　そりゃまずい。E君、寝なくちゃだめじゃないか。怒られたじゃないか。でも、もう少し待ってね。今、勝てそうだから……。

さて、いろいろご批判の声が聞こえてきそうなくだりです。開設初期のころは、消灯時間は設けてありましたが、実際はテレビを許し、職員もいっしょに遊んでいることがよくありました。外来の終了時間が遅いこともあり、診療所全体の生活時間が夜に傾いていたようです。修学旅行で先生の目を盗んで夜更かしするような、少し規則違反をしながら連帯感が強まるような感じでしょうか。病棟は、まるで一日中デイケア、あるいは集団療法のトレーニンググループのようです。意識してやっていたわけではありませんが、治療効果につながっていた部分はありそうです。

精神療法的に考えると、面接室を抜け出して病室に入り込むことは、治療枠が守られないからまずい、と言われそうです。後述しますが、診療所全体を一つの治療枠として考えていたことのみ、ここではつけ加えておきます。

午前十一時三十分——

退院したFさん（四十七歳、男性）が、病棟に遊びに来ています。

Dさん　Fさん、遊びに来たんですか。退院してからどうしてるんですか。

Fさん　店の仕事を手伝うのはまだ早いと言われているから、なにもすることがないんだ。暇だからついここに来てしまうよ。ここはいいなぁ。落ち着くよ。若い人たちの中にいると、それだけで元気になるようだ。また入院しようかな……。

Cさん　こんにちは。Fさんは、パジャマ姿でないとおとなに見えますね。麻雀でもやりに来たんですか。

Fさん　入院中は、麻雀をよくやったな。C君は、ここで覚えたわりにはじょうずになったな。

そうだ。この前まで入院していた三人と、大宮まで飲みに行ったんだ。同窓会と称して、定期的に会おうということになったんだ。みんな、またここに遊びに来ると言っていたよ。あっ、そうだ。みなさんによろしく伝えてくださいって言われたよ。

ところできみたち、今から外で昼飯食べてカラオケに行かないか。

Cさん　それはいいですね、ちょっとタバコを取ってきます。DさんとE君も誘ってきます。ちょっと待っていてください。

Fさん　あれ、きみは未成年じゃなかったっけ……。

退院したあと、Fさんのように遊びにみえる方がとても多いのも特徴です。まるで入院中であるかのように、デイルームに溶け込んで談笑しています。退院したのはいいけれど、家と外来の往復ばかりで、ほかに行く場所がない方などは年中みえます。退院者への、アフターケアの場の様相です。

開設当初、このような動きになるとは予想していなかったのですが、治療的にはいいことであると容認しています。入院中の患者さんにとっても、退院後のイメージを自然と学べる利点もありますし、なにより仲のいい人間関係の輪が広がっていくことは、好ましいであろうと考えていました。温かい人間関係に恵まれなかった患者さんには、なにより治療になります。

入院中、患者さん同士でカラオケや買い物に行ったり、犬の散歩に行ったりと、いっしょに出かける姿をたびたび見かけます。対人関係に不安のある患者さんがにこにこ笑いながら、「カラオケにはじめて行ってきました。松田聖子の歌を歌ったんです。古い歌だからばかにされるかと思ったら、みんないっしょに歌ってくれたので、うれしくて自信になりました」と報告してきたこともありました。お互いに支え合うようなダイナミックスが、自然に作動しているようです。

さすがの私も驚いたのは、どうも病棟が静かなので、「あれ、みんないないけど、どうしたの」と看護婦に尋ねたところ、「五人ほど、一泊で温泉に行きました」と言われたときでした。わりとありそうなことではありますが、よく考えてみると、「入院中に行くか？」という驚くべき行動です。医師をはじめ、職員は「いいんじゃない」と笑えましたが、患者さんのご家族からは、「温泉に行かせるために入院させたわけではありません」とおしかられそうです。そんなときのために、ご家族へは日ごろから、「治療の過程で、遊べるようになったり楽しめるようになることも大事なのです」と伝えて了解を取っておく必要があります。内科の入院であっても、ご家族に病状を説明することが大事なように、家族への経過報告はとても重大なポイントです。

一方で、こうした雰囲気に乗ってはしゃぎすぎた結果、副作用と考えざるをえないようなことも起こります。そのうちの一つは、未成年者の喫煙問題です。「入院してタバコを覚えました」と言われるのは複雑な思いです。同じ未成年でも、大学生に、「一本吸ったらくせになりました」と言われるならまだしも、中学生や高校生の場合は困ってしまいます。ほかの患者さんから、「この病院は中学生が喫煙していても注意しないのか」とおしかりを受け、こちらも対処せざるをえません。

治療的には、まじめに考えすぎて緊張を強め、言いたいことも言えない高校生などは、ちょっと悪いことを冒険のように体験することで、かえっていい方向に向くこともあります。それでも、「吸っていいよ」とは言いづらい部分です。

多くの人が（自分も含めて）、高校生時代に隠れてタバコを吸ったり、お酒を飲んだ経験があるはずです。大学生は、未成年であったとしても黙認されています。社会的な視野で考えると、タバコやお酒はおとなになるための通過儀礼的要素を含み、自己責任を負う練習の側面があるといえなくもありません。大切なことは、見つかったらそれなりの処分があることを覚悟しているかどうかということです。また、見つからないようにうまくやるということも勉強なのかもしれません。

そのようなわけで、初期のころは未成年者の喫煙問題に対して、「ばれないようにうまくやりなさい」「ほかの患者さんに迷惑にならないようにうまくやりなさい」と言って、治療優先の考え方をしていたことが比較的多かったと思われます。これが正しいか否かということになると議論のあるところですが、時間の経過とともに診療所の規則が強化されて管理の度合いが増すに従い、未成年者の喫煙を禁止し、注意していくことになっていきました。

入院規則は、問題が起こると管理が強化され、時間とともに、あるいは入院者の顔ぶれの変化に伴っていったん緩み、また問題が発生するとキャンペーンのように強化されるということの繰り返しです。規則だから管理しますというのは、職員にとっては都合がいいかもしれませんが、治療上はそうでないことも多々あります。規則はあくまで患者さんが心地よく入院生活できるためのもので、変更があってもかまわないし、融通性、柔軟性を持つことが大切です。

「ハート倶楽部・上尾」の立ち上げ

上尾の森診療所の大きな特徴の一つは、地域医療・福祉に積極的に参加していることです。

上尾市では、開業当時、精神障害者の作業所を作ろうという運動が進んでいました。それまでは、市内に精神障害者の社会復帰施設が一つもなかったのです。

ある日、中心になって活動していた二人が診療所を訪ねてきました。今思うと、われわれの人物調査をして、合格点であればその運動に参加させようと考えていたようです。われわれは、開業を軌道に乗せることだけで精いっぱいでしたし、診療所のコンセプトからいっても地域福祉に貢献できるなどとは露ほども思っていませんでした。山田に至っては、地域福祉はまったくの素人です。しかし、佐藤は一も二もなく誘いに乗って、運動に参加していくことになりました。地域に引っ張りこんでもらったかたちです。

四年ほど前から作業所設立を目標に、精神障害者の当事者の会、親の会が組織され、またボランティアの会もできて着々と準備が進められていたのです。福祉専門の行政の方もその活動に参加し、支えていました。そこに医師である佐藤が加わったことで、活動に幅ができたと思われます。

あるとき佐藤から、「外来が終わらなくて会議に出られないから、悪いけれど山田、この書類届けてくれる」と言われました。私は「かまいませんよ」と二つ返事で書類を届けに行きました。すると、「せっかく来たのだから、会議に出ていきませんか」と言われてしまったのです。話を聞いて、「なるほど、これは大切な運動だ」と理解しましたが、心理士の私には、まだ自分の関与できる領域ではないと思えました。患者さんと一対一で、面接室でカウンセリングをする感覚の強い心理士には、想像できにくい話だったのです。ところが会議の終わりしな、「山田さん、来週の会議は七時からです。参加されますよね」と言われ、わからないながらも、「協力させていただきます」という展開になってしまいました。

その後、紆余曲折はあったのですが、平成八年十二月に精神障害者小規模作業所、「ハート倶楽部・上尾」が開設されました。そして、なんと作業所の初代施設長には私が就任することになったのです。

こうして、診療所にとっても、退院後の方針として作業所の利用を提案できるようになりました。そのことで治療の幅が広がり、より患者さんに合った援助を提供することができるようになったのです。

外来の混雑

開設して三年間、外来の患者数は、毎月右肩上がりに増えていきました。駅から遠いというハンデの心配は杞憂《きゆう》に終わり、まったく問題ありませんでした。うれしい誤算なのですが、上尾は都市部と違って、車社会であったということが要因として考えられます。移動に車を使う家庭が多いため、駐車場さえあれば受診はさほど苦にならない土地柄だったのです。そのため、近くの駐車場をまとめて借りる運びになりました。

二年目を終えるころ、一人の医師で診られる外来数を超えかねない事態になってきました。医師を増員して患者さんに対応できるキャパシティを増やしたいのですが、肝心の部屋がありません。心理室も同様で、四人の心理士で取り合い状態になってしまいました。

ある日、休み明けのせいか、いつにも増して外来の混んだ日がありました。佐藤は、外来ばかりでなく入院の患者さんも診察しなければならないのですが、夜しか時間が取れません。あろうことか、「夜、面接するから寝ないで待っていて」と言い出すしまつです。入院治療の基本は寝ることである、と強調する佐藤らしからぬ発言です。ところが、待てど暮らせど病棟に来ない状況に、「眠いから面接はいいです。おやすみなさい」と患者さんがだんだん部屋に消えていきます。

そしてついに、夜中の十二時です。しかし、まだ外来は終わっていません。怒りはじめた数人の患者さんが、「外来の人より具合が悪いから私たちは入院しているんです。入院から先に診るべきじゃないですか」と看護婦に詰め寄り、暴動寸前です。看護婦と山田は、「おっしゃるとおりです。申しわけありません」とひたすら頭を下げました。患者さん、医師をはじめ、職員にとってあとにも先にもこれほど疲れた一日はなかったかもしれません。ちなみに、この日の外来は零時三十分にようやく終わり、今でもいちばん遅かった日の記録となっています。終電のなくなった職員は、くたくたになった体をタクシーに押し込んでいきました。

このように、外来の対応に限界を感じはじめ、分院構想が浮かんできました。電車を利用される患者さんが受診しやすいように、駅前にサテライトとしてクリニックを持とうという案です。銀行からの「融資をしますよ」というささやきもあり、佐藤はこれしかないという感じで大乗り気です。しかし、本院開設からまだ二年の段階で拡張路線はいかがなものでしょうか。経営的には順調に来ていますが、借金はまだまだ膨大なわけで、金庫を預かる私としては二の足を踏んでしまいました。こうやってバブルのときみんな失敗したんだよな、という考えが頭をよぎります。めずらしく意見が分かれ、「先生、お金苦しいよ」と申し上げたのですが、「だいじょうぶだよ、心配ない。行くしかないよ」という、根拠がないけれどなぜか説得力のある佐藤に押しきられることになりました。

この時期にもうひとつ大きな変化がありました。本院の向かいの土地に、新しく薬局を開くことになった岩永さんとの出会いです。これまで世話になっていた薬の問屋さんが岩永さんを紹介してくださり、医薬分業を実現することになったのです。岩永さんとは、現在に至るまで、仕事上のよきパートナーとしておつきあいしていただいております。

第三節　桶川分院開設（平成九年四月〜）

桶川分院開設準備

　分院を開くにあたり、候補地を隣町の桶川市にした理由は、上尾駅だとほかのクリニックと競合すること、そしてなにより、本院とダブって経営が困難になることを心配したためです。また、桶川市から北の方向には精神科のクリニックが少ないことも選択した大きな理由でした。さいわい本院までは上尾駅からも桶川駅からも車で十分程度で、ほぼ同じぐらいです。三角形の頂点の位置関係で、便利さは変わりません。桶川市は、人口七万五千人で上尾市より小さいのですが、ベッドタウンとして住宅開発が進んでいます。田舎の風景が残るのんびりした雰囲気の町です。

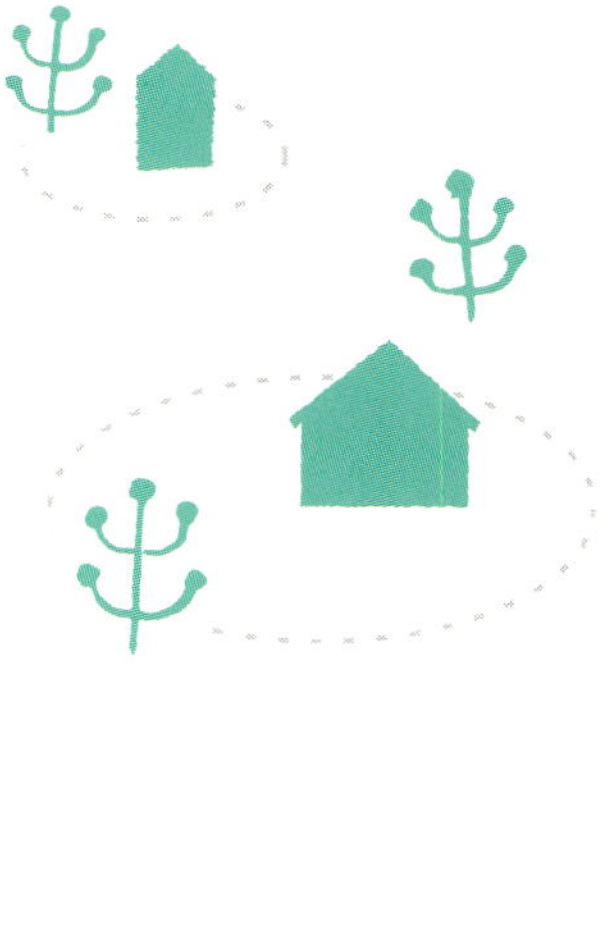

さっそく駅前のビルテナントを探しはじめました。診察室を二部屋、心理室を二部屋、あとは受付と待合室があればいいわけですから、百二十平方メートルぐらいを希望していました。クリニックの経験は豊富ですから、部屋のレイアウトや運営のしかたのイメージは苦労しません。とんとん拍子に進むものと考えていたのですが、桶川の駅前を歩いて、さあびっくりです。な、な、なんと、ビルがほとんどないではありませんか。今まで桶川方面に用事がなかったので、近いけれど知らない町だったのです。

さんざん苦労して、それでもなんとか一つのビルにテナントが空いているのを見つけ出したのですが、そこでまた問題です。ワンフロア全部を借りないとだめという条件がついており、広さが希望の倍はあるのです。家賃支出が予定をはるかにオーバーしてしまいます。経営的な心配を優先し、やめるなら今ですが、佐藤から、「少し無理するけれど、デイケアを始めればいいじゃないか」と、またまた新たな戦略が提案されました。

そうすれば、患者さんは本院の入院治療を終えたあと、外来のデイケアを利用できるようになります。提供する治療の幅が広がるので、診療所の大きな戦闘力アップになると期待されました。また、集団療法的な治療の導入を検討していたこともあり、経営的な苦しさには多少目をつむってもいいと判断し、デイケアの開設に賛成することになりました。

桶川分院開設

本院の開設からちょうど三年目、平成九年四月に「上尾の森診療所桶川分院」は開設されました。診察室を二つ、心理室を二つ、プレイルームを一つ、デイケアの部屋を百平方メートル分、あとは待合室と受付、職員の休憩スペースです。本院の外来の混雑を反省し、これだけ部屋を増やせばなんとかなるだろうという心づもりでした。プレイルームを用意したのは、埼玉県内では小児精神科が少なくて大変困っているという現状を憂慮し、少しでも貢献したいと思ったからです。分院では、デイケアと小児精神科を新たな事業と位置づけました。

ティーパーティーの試み

分院の診察時間は、医師の手配がしきれないこと、経営的にも人件費をかけきれないことから、負担にならないように一週間の半分を開く形からスタートすることにしました。

外来の受診者数の増加に合わせて、デイケアを開く予定です。しかし、デイケア用の広い部屋が使用されないのは、大変もったいないことです。

そこで考え出したのが、ティーパーティーです。本院では、多くの退院者が病棟に遊びに来るのですが、管理の都合上面会者以外はお断りする方針に変更されていたので、なかなか集うことができません。私は、退院後のフォローの意味でもたまり場がほしいと考えていたため、空き部屋を利用してティーパーティーを開催することにしました。今後、分院で開かれるデイケアに参加してもらえるよう、その準備にもなります。

ティーパーティーは、週に一回二時間程度の時間を用意し、年齢も病名も制限せずに、だれが参加してもかまわないルールにしました。会費として二百円を負担してもらい、飲み物やお菓子を買ってきて気楽におしゃべりするという形式です。

非常に特徴的だったのは、「ここは治療の場ではありません」と利用メンバーさんに宣言したことです。ティーパーティーの時間の中では相談を受けつけませんし、いわんやカウンセリングはしないということにしたのです。職員として、私ともう一人の心理士が担当しましたが、二人とも患者さんと同じただの参加メンバーにすぎない、と位置づけました。ティーパーティーという場所は、あくまで気軽なたまり場であって、堅苦しい集団療法にしたくないと思ったのです。

山田　佐藤先生。ティーパーティーというのをやろうと思うんだけど、対象となりそうな患者さんに声をかけてもらえないですか。

佐藤　そういう集まりがほしかったんだよ。もっと早くやってほしかったぐらいだ。家の外に行き場所のない人とか、内気で人とうまく話せないという悩みを持った人とか、休職中でリハビリをしたい人とか、勧めたい患者さんはいっぱいいるぞ。それでいいの。

山田　いい、いい。たまり場という位置づけだから、だれでもいいことにしたいと思っているんです。男女同じぐらいだと助かるかな。

佐藤　病名とか年齢とか制限しなくてだいじょうぶ？　普通、集団療法では、グルーピングに気をつかうんだろう。

山田　うーん。少し考えたのですが、入院の患者さんを見ていると、年齢も事情も違うのにみんなそれぞれうまくやっているじゃないですか。患者さんに精神療法的な洞察とか勉強とかをあまり求めなければ、入院のようなお互い支え合うようなダイナミックスも発生すると思うんですよ。ぜひ、試してみましょう。

ティーパーティーの様子

ティーパーティーは、始めてみたら思ってもみないほど盛会になり、われわれも新しく学んだことが多かったので、活動の様子をスケッチしてみたいと思います。すべて創作で、〈 〉内は、山田が考えていたことを解説ふうにつけ足してあります。始めたばかりのころは、メンバーさん同士の会話に介入しすぎのきらいがありました。

なお、活動するのに便利そうなアイテムとして、ゲーム機を購入しましたが、これが大ヒットしました。

山田　こんにちは。きょうは五人の参加です。二百円の会費をお願いします。飲み物とお菓子の買い出しは、だれが行ってくれますか。

メンバーAさん（二十五歳、男性）

人数が少ないから、みんなで行こうか。
〈いつもAさんは率先して発言してくれ、こちらとしては助かります〉

メンバーBさん（二十歳、女性）　私、この前行ったし、あまり行ってないCさんは……。

メンバーCさん（二十三歳、男性）　……。
〈いつも、なんとか買い出し係から逃れようとしている節があります〉

山田　どうですか、Cさん。行ってくれますか。それともいっしょに行く？
〈ティーパーティーを始めたころは、わりあいやりとりに介入していました。集団がうまく動くよう、配慮することを意識していました〉

メンバーDさん（四十五歳、男性）　ぼくもいっしょに行ってもいいですよ。Cさん、行こうよ。
〈Cさんを気づかう発言です。私がそばにいるせいも多分にあるとは思いますが、だれかを非難するのでなく、助け舟を出すような発言がDさんのみならずみんなにみられます〉

Cさん　Dさんが行くなら……。
〈めずらしく腰を上げました。毎回行かないと、ほかのメンバーからの不満をかわせないと判断したのかもしれません。場の空気を読むことは大切です〉

山田　では、私とCさん、Dさんの三人で行きましょう。
〈だれが行くかを決定するような発言になっています。みんなに公平であるように気配りしていますが、どうでしょうか〉

山田　ただいま。お菓子を買ってきました。Cさん、お菓子用の紙皿を取ってくれる。
〈つい、輪からはずれがちなCさんに声をかけてフォローしたくなっています〉

スタッフS　きょうはチョコが多いですね。あっ、私にコーラを取ってくれる?。

メンバーEさん（二十七歳、女性）　お待ちどうさまです。コーラは、大盛りがよろしいですか、それとも普通盛りでよろしいですか。

S　普通盛りでお願いします。

Aさん　ぼくは、大盛り一丁。

S　Aさん。コーラはカロリーが高いよ、いいのかな……。小盛りぐらいのほうがいいんじゃない？　ベルトがめり込んでますよ。

〈カウンセリングの時間と違い、わざと友だち的な軽口を試みています〉

Aさん　先生、ゲームやろう。まずはレースゲームだ。

〈ゲームソフトは、メンバーさんがゲームの内容にのめり込みやすいロールプレイングゲームは適しません。あくまでゲームという媒体を通して交流できることが大切なので、競争できるレースゲーム、対戦系の格闘ゲームやパズルゲームが便利です〉

山田　よーし、いっちょうやるか。きょうはベストタイムの更新だ。家で子どもにコツを教わってきたから、任せなさい。

〈ほんとうに子どもに教わって、日々ゲームに負けないように研鑽しています。職員が簡単に負けるわけにはいきません。負けるのは大嫌いだし……〉

Dさん　先生、ゲームなんか家でやっているんですか。私よりずっと若いからついていけるのですかね。そういえば、子どもさんいくつになったんですか。

山田　もう小学校一年生ですよ。早いもんで、ランドセルを背負うようになりましたよ。〈わりあいにプライベートなことも隠さず話します。治療の場ではありませんから、友だち感覚を大切にしてあたりまえの返事を試みています〉

メンバーEさん（三十二歳、女性）　最近のゲームは、画像がきれいですね。うちの子もゲームに興味を持ち出したのもわかるわ。先生のところでは、やらせすぎないように時間を制限したりしますか。私は余裕がなくて、つい子どもをどなったり、ゲームを取り上げてしまったりしてしまうんです。

Aさん　先生、早くやろうよ。話してないでおいでよ。

山田　ちょっと待ってAさん、すぐ行くから。

家では、「そろそろゲームはやめなさい。パパがやりたいんだから」なんて言いながら、結局ずっといっしょにやってますね。制限することは、考えたことないです。だいたい、自分が途中でやめられないし……。

〈相談を受けているつもりはありませんが、Eさんの悩みのテーマに気がつきますので、つい軽くしてあげたいと考えてしまいます〉

S　Cさん。ゲームやるところ、いっしょに見ましょうよ。それとも、山田先生の前にAさんと先にやってみる?。

〈やっぱりCさんを気づかっています。対人緊張の強いCさんを、話の輪に入れたがっています〉

Cさん　……。やらない。見てる。

ここまでのくだりは、集団療法での治療者の会話というより、病棟に入って患者さんと話す研修生のような会話に聞こえるかもしれません。プライベートな内容をどこまで話すかは、もちろん気をつけていますが、山田の家族が本院に住んでいたことや子どもがまだ小さいことなどは、多くの患者さんが知っていることで今さら隠しようがありません。だからといって治療関係に問題が発生するわけではなく、むしろそれを逆手に取るような気持ちで、どう利用してよりよい関係を作れるかと意識しています。

ゲーム機の導入は、児童相談所の知人からの言葉がヒントでした。子どものプレイセラピーをするとき、ゲーム機があると最初の関係作りがしやすいというのです。手軽に乗ってこられるアイテムで、オセロやボードゲームより便利だといいます。初対面の慣れないカウンセラーとはじめからぺらぺらしゃべることを強要されないで、ゲームをしながら様子をうかがえるメリットがあります。

一昔前には、プレイルームにゲーム機があると、ゲームのおもしろさに気を取られるためカウンセラーとの交流の妨げになるという話がありました。しかし今の世代の人にとっては、ゲーム機の存在は小さいころからあってあたりまえで、身近なもののはずです。思春期や青年期の不登校や引きこもりのケースでは、家の中のゲーム機がとても助けになっていることに出会います。よくご両親からは、ゲームばかりやってとおしかりがありますが、ではゲーム以外になにをしたらいいのでしょうか。今や、ゲームはテレビと同じように身近なアイテムといえるでしょう。ゲームは交流するための媒体であるという認識をしっかり持つかぎり、カウンセリングにも有効であると思います。また、ゲームは、オセロや囲碁、将棋のように一対一の人間同士の勝負というより、仮想の世界の出来事ですから、勝った負けたというこだわり意識が低いという特徴もありそうです。負けてもプライドが傷つく可能性が低いと思われます。人はだれでも手を抜かれて勝たせてもらうといやな気分になりますが、ゲームは、こちらが勝とうにも若い患者さんであれば例外なく私よりうまいわけで、全力でやって負けることができる重宝なアイテムといえそうです。

はじめのころは、ティーパーティーは、治療の場ではなくたまり場であると宣言したわけですが、そこにわれわれがどう存在すればいいのかとまどいがありました。つい気づかいをして会話の輪に入れようとしたり、サポート的な発言をしがちです。患者さんへは、一メンバーであると言ったわりには、治療者的な役割を取りがちになってしまいます。しかし、そのようなあり方は、メンバーさん同士の会話の広がりをかえって妨げることに気がつきはじめました。われわれにすぐ助けを求めて、なんとかしてもらおうという感じになり、必要以上に頼ってくるのです。数学の問題を、自分で苦労して考えるのではなく、すぐに答えを見て解答を知りたがる感覚に似ています。また、われわれの会話が多いほど、監督者がずっと見ているよという圧迫感を与えるかもしれません。

そこで、ある時期から意識してあり方を変えてみました。われわれは、ティーパーティーの安全だけ保証して、ただいるだけというスタイルを試みたのです。今度は、そこを強調した姿をスケッチしてみます。年齢、性別は文脈に関係なさそうなので抜いておきます。

山田　おはよう。わぁ、きょうは人が多いね。二十人以上来てるぞ。

Aさん　先生、おはよう。きょうは人が多いから、いっぱいお菓子を買えそうだ。チョコパイが食べたいな。
Bさん　チョコパイは一箱に個数があまり入っていないから、みんなで食べられないよ。
Cさん　そうだよ。ポテトチップスのほうがみんなで食べられるよ。
Aさん　じゃあ、一箱だけ買おう。
Bさん　チョコパイは高いし、ねえ、先生。
山田　ハハハ……。さんざん、もめてちょ。ちょっとタバコを吸ってくるからね。
〈好きに買ってもらってよく、介入しません。むしろもめてほしいのです〉

スタッフS

あっ、そっちでは麻雀始めたんだ。だれが勝っているの？　見てていいかしら。
〈だれかを誘って見物の輪に入れることをしません〉
Dさん　Eさんがいつも勝つんだ。Gさん、あーあー、考えすぎないで早く捨ててよ。Fさんは、初心者だから遅くて。あとで教えてあげてよ。
Gさん　えー。今、Hさんと話しているんだからいやだよ。うるさいなぁ。

〈最近、この二人は仲はいいのですが、もめることも目立ちます〉

Dさん　いいじゃない、あとで話せば。こっちは困っているんだよ。むかつくな。

Gさん　わがままだな。ほかの人に頼めばいいじゃないかよ。

〈少々場の雰囲気が悪くなってきていますが、Sは黙って見ています〉

Eさん　まあまあ。私がFさんのを見ながら二人分やるから。

Dさん　それじゃずるいよ。自分のほしい牌をFさんに捨てさせるんでしょ。

山田　きょうもたばこがうまいっと……。あれ、なにかもめてるの？　だめだよ、もめちゃ。じゃあね、おれ、ソファで寝てるから。大げんかになったら起こしてね。

〈いちばん頼られないですむのは、寝ていることです。耳は全体に向いているときもありますが、ほんとうに寝込んでいることのほうが多いです〉

Iさん　あれっ、もうお菓子の買い出しの時間じゃないかしら。山田先生、お金集めてください。

山田　えー、任せた。自分の分はそのカンに入れたからね。

〈ソファから起き上がりたくありません。買い出しに行かずにきょうの会が終

わっても、それはそれでいいと考えています〉

Aさん　先生、最近怠慢だよ。仕事しなさいって。

Bさん　まあ、そう言わないで。おーい、みなさん、きょうはだれが買い出し行きます？

Jさんほか　私、行きます。

〈結局、いつもの時間より遅くなっていますが、十人ほどがゾロゾロ部屋から出て行きます〉

さて、ごく一部の紹介ですが、ティーパーティーは今後このようなスタイルが基本となりました。われわれは、ただいるだけで、けんかのとき以外は目立たないようにウロウロすることになりました。

Kさん　きょう、ここへくるときに通りがかりの人が、「おまえ臭いんだよ。死ね」って言うんです。

S　……。

Cさん　そんなことはないんじゃない。おれにはにおい感じられないよ、だいじょうぶだよ。

Lさん　私もそう思いますよ、Kさん。Mさんも、そうでしょ？

Mさん　そうよ、そんなことないわよ。それよりいっしょにCDを聴きましょうよ。きょう、Kさんの好きなバンドの持ってきたわ。

Kさん　ありがと。聴きたいです。

ティーパーティーの参加者の中には、統合失調症で妄想や幻聴の症状を持たれている方もいます。神経症圏の方にはなかなか理解しがたいところもあるため、病理の違いから、からかったり仲間はずれにしないか心配していました。しかし、その心配はあまりあたりませんでした。お互いがサポートするような発言が多く、とても優しく会話する場面に遭遇します。境界例の診断名を持つ方も、この場ではわきまえた行動をとり、むしろ活力を与える存在になっています。

デイケアの開始

分院の外来数も増えてはいきましたが、いかんせん診察時間帯が限定されているため、本院のようなわけにはいきません。分院の経営が軌道に乗るのに合わせてデイケアの開設を用意するつもりだったため、結局二年という時間がかかってしまいました。

デイケアの具体的な様子は、第二章の担当スタッフに報告してもらうことにして、ここでは上尾の森診療所らしい一面をご紹介したいと思います。

デイケアの開設基準に従い、精神保健福祉士と専属の看護師を新たに迎え入れました。どのようなデイケアにしていきたいか話し合ったところ、佐藤からは、「なんだかんだいっても、時間がたつにつれて統合失調圏の患者さんが増えていくと思う。それを想定して考えていこう」という発言がありました。いくつかのクリニックでデイケアの様子を聞いたところ、アクティブなグループを作ろうとしても、若い方や神経症圏の患者さんはデイケア以外のところに活躍の場を見いだしていくため、ほかに場を展開しづらい統合失調症の患者さんが中心になっていくという話が多かったのです。

ところが、結果的には佐藤の予測とは違い、統合失調症の患者さんは約半分にとどまり、アクティブで活気あるデイケアになっていきました。ティーパーティーの参加者の多くがデイケアを利用したことも一因となっていたようです。利用者の平均年齢は二十代の後半ぐらいですが、下は十代から上は五十代というように幅があります。男女比はほぼ同じぐらいです。

デイケアのプログラムは、午前中は特にやることを決めない時間（フリープログラムと称しています）とし、おしゃべりをしていたり、ゲームをしていたり、ゴロゴロしていたりと、気ままに過ごします。この雰囲気は、ティーパーティーと同じといえます。デイケアにも、これまでのプログラムにのっとった指導から、自主性を尊重した時間作りをしようという動きがあるのです。フリープログラムの発想はスタッフからの発案でしたが、われわれにしてみればティーパーティーと同じように、「デイケアに行ってみれば？　堅苦しくなく人の輪に入れるよ」と対人関係に悩む患者さんを誘うことができます。

午後のプログラムは、あらかじめメンバーさん（デイケアの現場では患者さんをメンバーさんと呼んでいます）とスタッフで話し合って決めた一か月分のプログラム内容を実施します。室内のプログラムには、音楽鑑賞、調理、話し合い、風船バレー、ビデオ鑑賞などがあり、ワンパターンにならないよう毎月工夫されています。少々笑ってしまったのは、

「昼寝」というプログラムでした。「これがプログラムでいいんかい」と突っ込みたくなりました。

室内の活動ばかりではなく、外出することも多くなります。定番のカラオケや、映画館に行って最近はやりの映画を観たり、大きなホテル（行ったことのないメンバーも多いので社会勉強になります）のレストランのケーキ食べ放題に行ったり、めずらしいところでは、スーパー銭湯へ裸のつきあいで風呂へ入りに行く（これはさすがに一回きりでした。女性スタッフには負担感があったようです）というのもありました。

過去、一泊の温泉旅行も三回ほど決行されました。行くにあたり、宴会でアルコールを出すかどうか、メンバーさんとスタッフの間で議論がありました。メンバーさんの中には、アルコールの問題を抱える方もときにはいるため配慮が必要です。そして話し合いの結果、アルコールはなしということになりました。旅行には医師として佐藤も同行しましたが、私は留守番でしたので、後日、患者さんから様子を聞かせてもらいました。

山田　旅行どうだった？

メンバーAさん

おもしろかったです。みんな大騒ぎで、こんなに楽しかったのははじめてです。

山田　それはよかったね。だれがいちばんはしゃいでたんだい？

〈治療の枠の外での、患者さんの様子を情報収集したい意味があります〉

Aさん　えーと。佐藤先生です。

山田　えっ……。

Aさん　だって、旅館に着いたらすぐ缶ビールを飲みはじめて……。

山田　ちょっと待って。アルコールは、なしに決まったんじゃない？

Aさん　そうなんだけど、佐藤先生が飲んでいるからお酒解禁で……。

〈アルコールを絶対飲んではいけない、という堅い考えを私も持ってはいませんが、デイケアスタッフの、「話し合って決めた苦労はなんだったんだろう」というあきらめ顔が目に浮かびます。どうせ佐藤に聞いても、「宴会にビールはあたりまえだろ」という返事は目に見えています〉

上尾の森診療所のよさは、トップがこのようにおおらかなところです。とかく臨床の原則に縛られて堅い対応になりがちなところ、みずからこれでいいんだと手本を示してくれます。スタッフには、さぞかし勉強になったことでしょう……。

ティーパーティーは二時間でしたが、デイケアは六時間の活動になるため、メンバーさん同士の人間関係はより緊密になります。メンバーさん同士が緊密になるほどセルフヘルプ的な効果が生まれるので、好ましい流れととらえられます。お互い、仲間としてグチを言い合えるのは貴重なことです。

また、アフターデイと称したくなるような自主的な集まりが自然と起こってきました。主には、ファミリーレストランで六人から十人が集まっておしゃべりをしていたようです。これも好ましい流れと考えていましたが、一方で問題も発生してきました。デイケアスタッフに、「私は、終わったあとのファミレスに誘ってもらえないんです。嫌われているようで、デイケアでも居場所がない感じがします。なんとかしてください」というような相談が持ちかけられるようになったのです。

スタッフとしては、デイケア外でのメンバーさんの交流にどこまで介入するのか、判断に困るところです。メンバーさんにしてみれば、普段の生活にまでうるさい指示をされたくはないはずです。ですから、原則的にはデイケア外の時間には口を出さないものかもしれませんが、デイケアの活動に影響が出かねないときはそうもいっていられません。ときにはアフターデイで派閥が生じて対立関係になり、デイケアの時間が険悪になることさえ起こりました。社会では、けんかや派閥争いはある意味ではあたりまえのことかもしれませんが、治療としてスタッフがどう処理してうまく運営していくか、腕の見せどころといえます。

このような問題が生じたとき、スタッフはメンバーさん全員で率直に話し合ってもらい、そのつどルールを作っていくことを大事にしているようです。

「みなさん、最近デイケアの時間に妙な緊張感が感じられます。デイケアが終わったあとでお茶するのはいいことだとは思いますが、だれかを仲間はずれにしたりけんかしたりしていませんか。少々心配していますけれど……」

こんなふうに投げかけて話し合っていきます。「しばらくの間（もめごとが起きないだろうと思えるまで）デイケア中に終わったあとの約束事はしない」というように、みんなが案を出して決めていきます。スタッフが率直に腹を割って直球勝負しては、メンバーさんも正面から受け止めざるをえないのでしょう。迫力のある方法で、たいがいはもめごとが小さくなっていきます。

もう一つ、このような場合に大切にしているのは、短時間でもいいから個人面談を実施することです。情報を収集して、だれをサポートすればいいのか、だれの行為を注意していけばいいのか戦略を練るわけです。ときにはデイケアの活動に悪影響を及ぼしそうなメンバーさん同士の分断を図り、距離をとりなさいと指導します。しかし、それでも改善がみられない場合は、担当医からデイケア参加の中断や禁止が申し渡されます。当然医師との連携プレーは大切ですから、きつい注意に関してはスタッフからがいいのか担当医のほうがいいのか話し合われ、戦略会議が繰り返されます。

戦略会議では、個人の状況と集団力動をしっかりと見極めて、スタッフと担当医が分断されないようにする注意が必要です。個人の治療とデイケア全体の安定は、必ずしも一致しないことがあるからです。例えば、いい悪いは別にして、治療的にはその個人が自己主張することができるようになったと見れば成長なわけですが、周りの人からはその主張に賛成できない場合などがあてはまります。個人の治療が優先され、デイケアが荒れたり不参加になるメンバーさんが出ないか、逆にデイケアの安定のために、伸びようとしている個人を切ってしまわないか、常に議論になるところです。適切な判断をするためには、日ごろの連絡関係は重要で、メモでもかまわないから情報を共有しておくことがコツといえます。

デイケアも安定してくると、「勝手なことをやっていると、デイケアの出入り禁止になるぞ。気をつけなくちゃ」と、メンバーさん同士の中に抑止力が生まれてきます。アフターデイの動きも、この自発的な抑止力のせいか、だんだん安定してきました。

あるとき、メンバーさん同士で忘年会を開こうという動きがありました。おそらくみんなで話し合ったのでしょう、どうせなら佐藤や山田、デイケアスタッフも呼ぼうということになったのです。診察やカウンセリングの時間にお誘いがありました。このテーマは、みなさんだったらどう考えるでしょうか。医師として佐藤は、「お誘いはうれしいけれど、治療関係に問題が起きることもあるから行けない」と丁重に断りました。山田も同じ対応で、治療の枠を大切にしなければならないと考え、「カウンセリングをする役割の立場としては、お友だちとして飲んでしまうと、あとでやりにくくなるから断らせてほしい」と答えました。しかし、メンバーさんからは、「病者扱いしていっしょに飲めないのはおかしい。差別ではないか」という問いかけがありました。このテーマは、考えれば考えるほど難しく、かつ大切なことです。たしかに広義の治療として温泉旅行ではいっしょに飲みますし、福祉活動に参加するときもいっしょに飲みます。では、なぜメンバーさん主催の飲み会には行けないのでしょうか。

ここでおもしろかったのは、福祉出身のデイケアスタッフ、それと看護師は、飲み会に抵抗感なく参加したことでした。福祉的な立場からは、「ともに生きる人間としてあたりまえに飲む」と考えたのでしょうか。しかし、心理出身で精神保健福祉士の資格を取ったデイスタッフは不参加と、態度が分かれたのです。精神療法のルールに縛られやすい心理士にとっては、面接室の外の関係は避けるべきだと教育されているため、基本的にはお断りするしかありません。どちらが正解というわけではないのでしょうが、問題意識を持ちつづけることによって、治療とはなにか、差別偏見とはなにかということに真摯《しんし》に向かい合っていくことができます。

デイケアの治療的意味として、最後に一つだけつけ加えておきます。デイケアを退院後のリハビリの場と位置づけることはよくありますが、逆にデイケアを利用していることによって入院しなくてすむケースが多いというポイントです。デイケアに入院抑制効果があるということはすでに報告されていることではありますが、ここであらためて強調しておきたいと思います。毎日のようにデイケアに通ってもらうことで、時間をつなぎながらしんどさをやり過ごしていくのです。人の輪に入り、みんなから支えられるのは、ものすごく大きな治療的効果があると考えています。

小児相談室

分院では、プレイルームを作って小児精神科の相談にも乗れるようにしました。小児精神科専門の医師と、プレイセラピーを行う心理士を配置しました。

平成三年から、「埼玉児童思春期精神保健懇話会」という任意団体が活発に活動していました。そこには、児童思春期にかかわる専門家、医師、教諭、養護教諭、児童相談所相談員、スクールカウンセラー、保育士、看護師、心理士などが職種を超えて集まり、ネットワークを作って連携を深める目的で活動していたのです。私もメンバーの一人として、子ども問題を勉強させてもらっていました。埼玉県内での問題は、子どものさまざまな課題に関してどこに行けば専門の相談が受けられるのか、情報が乏しいことでした。もちろん児童相談所はすぐに思いあたるのですが、医療を必要とする場合とかカウンセリングを必要とする場合は、情報不足が否めなかったのです。

しかし、実は情報がないのではなくて、対応できる機関そのものがないに等しい状況だということがわかったのです。小児精神科の領域にはあまり詳しくない私でしたが、学ぶにつれてこれはなんとかしなければならないと思いはじめました。

小児相談室は、診療とカウンセリングの併用体制で、特別な新しい取り組みを導入したわけではありません。小児科の経験もある医師は、ゼロ歳児からの発達相談や、チック、ＡＤＨＤ（注意欠陥・多動性障害）などあらゆる相談に対応します。大きな宣伝活動をしたわけではありませんが、県内には医療を提供できるところが少ないため、あっという間に新患の予約枠が埋まってしまいました。

小児相談では、子ども本人のプレイセラピーは当然のこととして、親への指導やカウンセリングの必要性が高く、予想以上にマンパワーを要するということがわかってきました。もちろん、患者さんにしっかり対応しようとすれば、どのような場合でも大変な労力を必要とするのですが、特に小児の場合には、学校との連絡や、保健所、児童相談所との連携など、多くの時間が必要になります。限られたスタッフで対応できるケース数はおのずと限定されていきました。

こういった状態は、小児精神科の分野ではよくあることのようですが、民間の診療所でやっていくにはやはり限界があるということをあらためて実感させられました。不採算で、割に合わないことははじめからわかっていたこととはいえ、いざ始めてみると、「佐藤先生。小児相談室は、診療所の経営を圧迫して大変だー」と、診療所のお財布を預かる私としては不安いっぱいです。「しかたないよ。ほかの部門で穴埋めするしかないな。いいことなんだから継続しよう」と、社会貢献を重視する佐藤は申します。

小児相談室を始めて一年もたたずして、外部への積極的な宣伝活動はやめて、ひっそりと営業する方針に転換しました。パンフレットからも小児相談室をはずして、看板を取り下げました。内実は、今までどおり診療もカウンセリングも継続しており、医師も心理士も増員してキャパシティーを増やしたのですが（赤字路線拡大です）、上尾の森診療所として果たせる役割は、ここが限界という感じです。

子どもの事件や不登校、引きこもりの問題などは、新聞報道で毎日のように取り上げられます。その子ども問題にしっかり対応していくためには、マンパワーもネットワークも必要です。それなのに、全国的に小児科は廃止されたり統合縮小されたりする方向にあります。公的な病院も独立採算を要求される時代ですから、赤字だと閉鎖するしかないのでしょうか。こうなると、子ども問題への対処は一民間病院の問題ではなく、社会全体の問題であるといわざるをえません。

第四節　本院増改築（平成十五年〜現在）

走り出したら止まれない

十分な診察スペースを確保したつもりで始めた桶川分院でしたが、六年がたつとだんだん手狭に思えるようになってきました。患者さんも徐々に増え、それに合わせて医師を増員して診療時間帯を広げました。デイケアに至っては、定員近い利用率で部屋の人口密度が高くなってしまいました。いくら届出上の定員をオーバーしていないといっても、すいている電車と混み合っている電車では緊張感が違うように、疲れるという不満感がメンバーさんから出はじめました。「わいわい楽しくやれる」と「ざわざわ落ち着かない」という表現が行ったり来たりする感じでした。

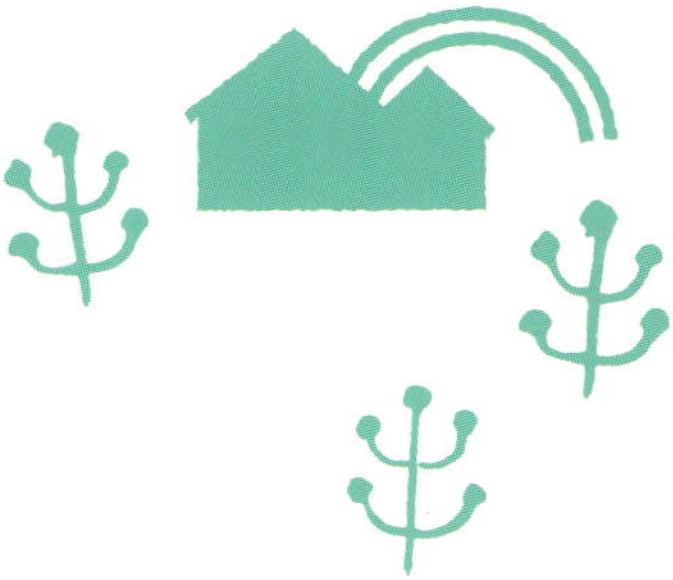

分院のキャパシティーも限界に近づき、本院でもデイケアを開きたいと思うようになっていました。分院の混み合いも、本院に分散されると解消される可能性が出てきます。そこで、次なる展開として本院の増築を目指すことになりました。そして、どうせやるならデイケアの部屋の確保だけでなく、全面的に建物の改修をしてしまおうと、生きのいい発言が出てきました。今回はめずらしく、突進派の佐藤より慎重派の私のほうが乗り気です。

佐藤　簡単に増改築というけれど、新築するより金がかかるんだぞ。ここで借金を増やして、だいじょうぶなの。五千万円ぐらい簡単にいっちゃうぞ。今は、足もとを固める時期じゃないかな。

山田　本院も分院も新患数は落ちていないし、こちらのキャパシティーがあれば需要はあると思うんです。ぼちぼち診療所も十年になるから、新機軸を出しましょうよ。分院を開くときより、リスクは少ないと試算しています。

〈ほんとうはあまり検討していないのですが、今までのリスクと比べれば貯金が少しあるだけ安心です〉

佐藤　慎重派の山田が言うんじゃだいじょうぶかな。山田がこれほど強気なのはめずらしいな。

山田　先生も私も年齢を重ねましたから、この先、大きな借金をしての事業展開はおっくうになると思うんです。まだ攻める気持ちのあるうちにやりましょうよ。

佐藤　これ以上働けということか……。

山田　いや、医師も増やして先生が少し楽をできるようにしましょう。

佐藤　資本主義は、「走り出したら止まれない」というけど、いったん走り出したら借金して拡大していかないとジリ貧なんだな。まるで、銀行のために働いているみたいに感じちゃうよ。

山田　人件費も毎年増えていくから、事業展開は必要ですね。それに、少しは余裕ができたけれど、事業のために使わないと意味がないから、増改築はいいチャンスですよ。

佐藤　そうだな。守りに入らないで、もう一勝負するか。

こうして、本院を増改築することに決まりました。ついては、佐藤の発案で、各部署から改築してほしい点の希望を募ることになりました。

山田　職員のみなさん、本院を増改築したいと考えています。外来の診察室を増やすこと、デイケアの部屋を増築することを考えています。そう何回も建物に手を入れるわけにはいきませんから、今回はついでに各部署の改築もできるかぎり実現したいと思っています。できるかどうかはわかりませんが、こうなったらいいなという、日ごろ感じている希望を書き出してください。

佐藤　山田、各部署からの希望が出たぞ。これ、どうする……。

山田　どうしましょう。こんなにできるわけないよ。建て替えたほうが早いぐらいだ。いくら好きに希望を書いていいと言ったって……。

佐藤　一応、希望として聞いておこう。あとは建築のほうとどこまでやれるか相談だな。

後日、建築業者の社長さんに来てもらい、建物の図面を見せて増改築の相談をしました。

建築　この図面を見ると、いい設計士が入ったみたいですね。

佐藤　自慢の建物なんですよ。ところで、各部署から希望が出ているんですけど、どのくらいかなえられそうですか。

建築　ちょっと見せていただけます。えっ、これは……。全面的にいじらないとだめですね。し、しばらく考えさせてください……。

増改築後の外来

上尾の森診療所のよさは、院長の佐藤が独断で動くのではなく、職員の声に耳を貸すことだと思っています。偉い院長先生として奉られないように、職員にとって身近な存在としていられるように意識しているのでしょうか。それとも権力欲のなさのせいなのか、判断には窮しますが、組織としてはいいことのようです。今回の増改築も、結局は各部署の希望（無理ぎみなものもありましたけれど）を建築業者にお願いして、ずいぶんかなえたつもりです。全面的に改修され、各部署が少しずつ広くなったのがいちばんの喜びでした。

外来の診察室は、医師二人が診察にあたり、平行してカウンセリングも二、三人ができるだけの部屋数を確保しました。それに合わせて職員も増え、本院と分院（法人全体）のパートまで合わせると、六十五人の大所帯になりました。

今までは佐藤と分院長の田口が診療の柱で、心理士との連携は、「あうんの呼吸」で済んでいましたが、新しい医師たちの参加で違った風が入ってきました。心理士にとっては、「連携に慣れるまで大変」という感想も耳に入りましたが、いろいろな見方をするいい機いい機会になり、臨床家としての視野を広げるチャンスだと思いましたが、臨床家は、一か所の職場だけでなく、違った場所を見るほど鍛えられると考えている私には、各人のいい修業になると思えたのです。治療のスタイルは各医師の立場が尊重され、自由が保証されています。上尾の森診療所らしさを出すためには、治療スタイルも強制したくはありません。

受付も、この新患の方ならこの医師がいいかなと、電話での新患予約の段階で振り分けることができるようになってきました。特に女性医師が入ったことにより（三人）、相性を考慮しながらの振り分けは受付冥利に尽きるといっていいでしょう。

外来での大まかな患者さんの診断名は、統合失調症が二十五パーセント、うつ病圏が四十五パーセント、神経症、人格障害の群が二十パーセント、そのほかといったところです。もちろん明確に分類できるものではありませんし、あくまでも目安以上のものではありません。クリニックとしては平均的な数字かもしれませんが、上尾の森診療所が既存の精神科病院とは違った役割を負っているという点は明らかであると感じています。

十年がたち、上尾市内に在住の方がおよそ五百人利用してくださっています。近隣の地番の方も増えてきました。近所のお母さんが、「身内が上尾の森診療所にお世話になっているのよ」と話しているのを耳にします。

増改築後の病棟

開設当初は、佐藤家と山田家の家族に総出で運営を助けてもらいましたが、職員の配置が充実してきたことに応じて、お互いの奥さま方には徐々に現場を離れてもらいました。職員にしてみれば、家族経営的な雰囲気は気をつかってやりづらいはずです。家族には、われわれのバックアップ係になってもらいました。

また、住民の反対に対する妥結条件にあった「診療所に家族が住み込む」という件も、近所に住まいを用意するということでお許しをいただき、入院患者さんに私のプライバシーが丸見えの状態はなくなりました。これはかなり初期の段階で認めていただいたので、公私の区別をしたごく普通の治療環境を実現できました。

病棟の運営の中で、今までの経験が上尾の森診療所にはあてはまらなかったことがありました。一つは、レクリエーションや病棟ミーティング（入院患者さん全員との話し合い）が思いのほか有効ではなかったということです。

精神科病院の臨床では、レクリエーションはとても大切な治療活動です。人とともに楽しむ経験は、入院生活に彩りを与えます。そして、人間関係のいい練習になります。さらに、閉鎖の病棟であれば拘禁反応を抑制するガス抜き効果も期待できます。ですから、さまざまな点でレクリエーションは入院空間になくてはならないものと考えていたのです。

しかし、上尾の森診療所ではそもそも入院期間が短いため、レク委員を務めていた患者さんが退院してレク当日にいなかったり、レクよりも外出や外泊のほうが大事なため人が集まらなかったりで、今ひとつ病院とは勝手が違うのです。

たしかに、用意されたレクよりもカラオケや買い物に出るほうがいいのかもしれません。レクは縮小方向で、季節行事的なレクだけが残ることになりました。私としては、患者さんといっしょに畑を耕し、ナスやシュンギクを作るのが楽しみであり夢だったのですが、実情に合わない思い込みであることがわかりました。勝手な思い込みで、いいことを提供していると思ったら大間違いです。そんな現実に真っ先に気がついたのは若手の心理士で、試して必要がなければやめる勇気も大切だと教えられました。

同じような理由で、病棟ミーティングも廃止になりました。病院に勤務していたときは、なるべく入院患者さんにミーティングに参加してもらい、どうやったらお互いに気持ちよく生活していけるか話し合ったものでした。人間関係の気まずさもみんなで話し合うことで緩和し、自治的な雰囲気を作りたいと考えたものでした。しかし、これも上尾の森診療所では思うようにいきませんでした。病棟ミーティングで出るのは、施設やシステムの不備に対する改善希望がほとんどで、話し合いが深まらないのです。しかも、入院患者さんの顔ぶれが変わるたびに同じ話が繰り返され、担当心理士がへきえきしてしまいました。集団生活上のトラブルも、そもそも入院期間が短い病棟ですから、入院患者さん全体で話し合うより個別に対応するほうがはるかに解決が早く治療的なのです。以上の理由から、病棟ミーティングは廃止となり、代わりにご意見箱を設置することにしました。

病棟のルールは、混沌としていた初期に比べれば、十年の間にはるかに実用的で、細やかなものになりました。一方でどうしても管理を強めることになり、患者さんといっしょになって職員が遅くまで病室で遊ぶことはなくなりました。患者さんという役割と治療スタッフという役割が明確になり、大きな一線が画されることになったのです。

病棟は、比較的若い患者さんが多いため、恋愛にまつわるトラブルがたびたび起こります。合宿のような雰囲気は、この十年間続いていますから、相変わらず親密感が高まりやすく、あちらこちらでおつきあいが始まります。二人だけのことなら問題はないのですが、必ずやっかみや攻撃が加わり、病棟全体が巻き込まれてさまざまな反応が引き起こされます。おつきあい禁止というルールはありませんが、もう少しうまくやってもらいたいものです。世の中、職場内恋愛では結婚が決まって公表する段になって、「えっ、あの二人がつきあっていたの？」と人を驚かすような例がよくあります。病棟内でも、そんなふうにこそこそおつきあいをするような社会性を持ってもらいたいものです。ということで、私のカウンセリングの中では、正しい恋愛講座が随時開講されております。

本院のデイケア

われわれは、増改築が終了してすぐに本院でもデイケアを開始しました。

本院は、キッチンセットを設置したため、調理のプログラムが組みやすくなりました。分院はオフィスビルのテナントのため、火の設備がなく、ごく簡単な料理しかできませんでしたが、本院では凝った料理にチャレンジできます。お互いわいわい言いながらのエプロン姿はとても楽しそうに見え、家庭的な雰囲気があります。また、本院は木造ですから、ビルと比べると暖かみがあり、アットホーム感の演出に一役買っていそうです。ついつい長居したくなるような感覚が生じます。

そのせいなのでしょうか、本院では分院よりもゆったりとして落ち着いた時間の過ぎるデイケアが実現しました。外出のプログラムで元気に活動することもありますが、それでも分院とは様子が違います。アクティブにどんどん活動したい人は分院に、ゆったりと過ごすペースを望む人は本院に、という区別がなんとなくできていきました。

本院、分院ともに一日の平均利用者は、十数人程度に安定しています。一時の分院の混み合いは解消され、ちょうどいいグループサイズになったようです。混雑感はありませんし、かといって寂しい感じがあるわけでもありません。一人ひとりにスタッフの目が届くため、しんどそうなメンバーさんがいれば、そっと寄り添うことが可能なのです。どちらも、メンバーさんによりきめ細やかな対応ができるようになっていると思います。

「社会福祉法人あげお福祉会」の誕生

平成八年に市民有志で設立した、上尾市ではじめての精神障害者小規模作業所、「ハート倶楽部・上尾」は順調に活動を重ねてきました。特に、お祭りや自治会活動に参加させていただいたことは、とても大きな力になりました。

その後、作業所が一つでは足りないということで、再び行政に働きかけ、二つ目の作業所、「ラ・テール」ができました。しかし、それでも人口二十二万都市には対応しきれません。そうしたところ、精神保健福祉の団体として力をつけてきたあげお福祉会に、上尾市のほうから、市の施設を精神障害者の社会復帰施設として利用できる可能性があるという話が持ち込まれました。そして、市との話し合いの結果、授産施設と地域生活支援センターを作り、その運営を任せてくださるということになっていきました。しかし、そのためにはあげお福祉会が、社会福祉法人格を取得する必要がありました。ところが、社会福祉法人格をとるためには、四千万円近いお金を基本財産として持っていなければなりません。しかも、銀行からの借入金は基本財産とは認めてくれないため、現金でそれだけのお金を集めなければなりません。また、精神障害者の福祉施設のみで社会福祉法人を取得しているところは全国でも皆無のため、前例がないことの困難も予測されました。

　これらを実現するためには、実に多くの活動が必要でした。資金集めと市民啓発を目的にした講演会の開催、街頭募金活動、募金箱の設置、イベントに参加しての物品販売、賛助会員の獲得活動、行政への嘆願書提出、そして友人知人への寄付のお願い……などなど。文章にするとあっけないのですが、この活動にはものすごい困難が伴いました。そして、最後まで問題になったのは資金集めでした。

　ほんとうに最後のほうは、一同が資金作りに必死になっていました。そして、なんとか施設を作りたいという熱い思いが行政の力添えを引き出し、ついに資金調達を達成して、「社会福祉法人あげお福祉会」の誕生に至ったのです。こうして、平成十五年四月、上尾市医療センターの二階に、地域生活支援センター「杜の家」、通所授産施設「グリーンドア」が開設されました。

　官民が一体となって、これほどに精神障害者福祉に取り組んだのは、極めてめずらしいことだと思います。精神障害者に対する、公設民営の社会復帰施設の実現を果たしたこの活動は、のちに「上尾方式」（われわれが言っているだけ？）と呼ばれ、施設には今も全国から見学者が絶えない状況です。

最後に、運営していくことの大変さについて少し触れたいと思います。良質な福祉サービスを提供するために努力するのはあたりまえのことですが、なによりも大変なのは、資金が足りないために組織を維持するのが難しいということです。施設職員の人数は法律で決められているのですが、その人件費に対して、国や県、市からいただく助成金では不十分というのが現実なのです。職員には薄給でがまんしてもらっても、なおかつ年間で何百万円もの赤字が出てしまうのです。

全国の社会福祉法人では、多額の赤字を出すところがたくさんあります。その赤字分について、ほかの施設では母体になっている医療機関（医療法人が施設を持つこともよくあります）から補填してもらったり、後援会が援助する形をとっています。「あげお福祉会」もこの資金難に対し、後援会を組織してバックアップすることになりました。後援会は、主旨に賛同してくれる会員を募って会費収入を得ること、さまざまなイベントを組んで収益をあげることなどに取り組んでいます。一つひとつの活動が障害者福祉についてのアピールになりますからやりがいはあるのですが、毎年お金を心配しながらではだんだん疲れてしまいます。また、現実的にはいくら多くの人が協力しても、年間に何百万円もの資金を稼ぎ出すのは至難のわざで、今後の大きな課題となっています。

上尾の森診療所 ―― 今後の展望

上尾の森診療所は開設してこの十一年間、事業の拡張を重ねてきました。たしかに、受診患者さんの数も職員の人数もどんどん増えましたが、一つの診療所でやれることはそろそろ限界に近いのではないかと感じるようになってきました。

平成十七年からの一、二年は、精神医療福祉の領域において大きな転換期になりそうです。外来の患者さんに適用される公費の助成制度（精神障害者通院医療費公費負担制度）がなくなって、障害者自立支援法の中に組み込まれることや、診療報酬の改定は、精神科の病院や診療所の経営に大きなダメージを与えそうです。患者さんにとっては、自己負担が増えることで受診を手控えざるをえなくなり（受診抑制）、思ったような治療が受けられないことで病状悪化を引き起こすことにならないか懸念されます。また、障害者自立支援法の成立によって、地域福祉もこれまで以上に困難な状況に追い込まれそうです。

国の財政は、国民の高齢化や少子化の影響もあって逼迫した状況に追い込まれています。そのため、ないそでは振れないという理屈で医療費も含めた社会保障費の削減が図られようとしています。また、自由診療（自費での支払い）を導入して国民皆保険制度を解体しようとする現政府の方向性は、裕福な人は高度の医療を受けられるが、貧しい人は十分な医療サービスを受けられなくなるという危険性の高いものです。日本の保険制度のよさは平等に医療を受けられる点にあるのですが、それが解体すると、医療福祉にもアメリカ型の弱肉強食の市場の原理が入り込んでくるでしょう。アメリカでは、精神病院に一泊入院すると十二万円の負担があり、ケースワーカーの仕事の一つは、支払いの難しい人をいかに退院させるかということだそうです。

高額なお金を払ってでも良質なサービスを受けたい人を対象にする病院があったとしても、それを単純に否定するものではありません。また、財源がないのにただ診療報酬を下げるな、と叫ぶつもりもありません。しかし、大切なことは、①低所得層の患者さんへの配慮、②精神科の患者さんは、長期に渡って治療を必要とする実情がある、ということをポイントとして行政と現場が話し合い、患者さん不在の制度にならないように努力することだと思います。患者さんの立場からものごとを考え、ほんとうに困っている人へのサービスを考えることはわれわれの原点であると思っています。

今後、上尾の森診療所は一医療機関の使命を果たすことにとどまらず、地域の関連機関や同じ精神科の先生方とも連携して、患者さんにとって援助を受けられやすい社会システム作りに参加したいと思います。引きつづき地域福祉への協力を継続したいとも思いますし、子どもを取りまくさまざまな問題にもお役に立てることがあると考えています。

また、社会から求められている役割に、常に敏感でいたいと思っています。ほかの業界では、「お客さまのニーズを敏感にキャッチする」ということがあたりまえです。われわれは、医療も公益性とともにサービス業の側面があると認識して質の向上を図らなければなりません。

われわれの出発点は、精神科患者さんへの差別や偏見をなくすことに、微力ながら貢献したいということでした。あと十年ぐらいたつと、上尾の森診療所の存在意義も限界性もわかるかもしれません。そのときにも、多くの仲間とともに活気を持って活動していられる熱い診療所でありたいと願っています。

第二章　それぞれの持ち場から

上尾の森診療所は、経営者二人の思いだけで成り立っているわけではありません。多くの職員の協力によって一つの治療体になります。組織というのは、はじめのころは開設者の理念が影響力を持ちますが、人が増えるにつれて一人歩きをし出し、思わぬ方向へ成長していくものです。

この章では、各部署の職員の思いを報告してもらうことで、上尾の森診療所のありようを立体的に浮かび上がらせたいと思います。

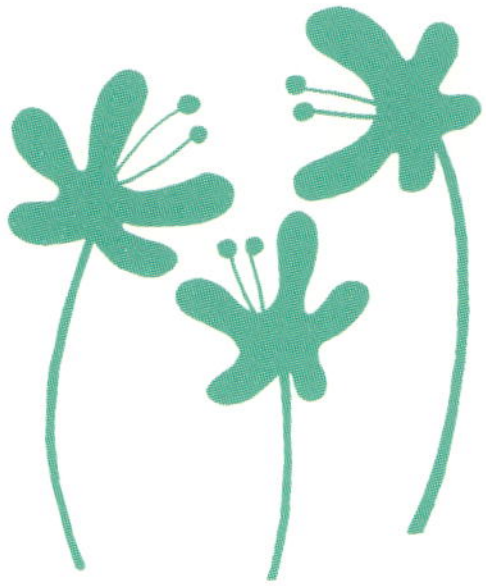

患者さんと医師をつなぐ

受付事務　北畠恵子

みなさんは、「病院の受付の仕事」と聞いたらどんなイメージを持つでしょうか。私は、自分がこの仕事を始めるまでは、「きれいで優雅な仕事。もちろんデスクワークでちょっと楽ちん」なんて思っていました。しかし、実際やってみると大違い。きれい、優雅などというものとは程遠く、受付スタッフに要求されるのは、まず体力、気力、忍耐力です。加えて、思いやり、気づかい、気配りでしょうか。はたで見るより、体力的にも精神的にもけっこうハードなのが受付という仕事です。

まず来院された患者さんの受付をし、カルテを棚から出して医師に回し、診察が終わって戻ってきたカルテの内容をコンピュータに入力し、患者さんに処方箋をお渡しして、会計……。その間にかかってくる電話にも応対します。

電話は一日中ひっきりなしで、三つの回線が埋まっていることもしょっちゅうです。受話器を片手に、来院された患者さんから診察券を受け取り、カルテの入力をして……。なにがなんだかわからないうちに時間が過ぎて、気がついたらもうお昼です。きっと、長い時間待合室で待っている患者さんの中には、そんな受付スタッフを、

「あー、だんだん顔が引きつってきたぞ」

「ピリピリしているみたい。態度が硬くなってきたぞ」

なんて思っている方もいらっしゃるのではないでしょうか。私たちは、常に患者さんの目にさらされており、それもプレッシャーになります。だから、ときどきフーッと肩の力を抜いてリセット、引きつった顔をもとに戻さなければなりません。

また、待合室での患者さんの様子をよく見ておくことも、受付の大切な仕事です。具合の悪そうな方はいないか、落ち着かなくてもうこれ以上待てそうもない方はいないか、順番が過ぎているのに呼ばれていない方はいないかなど、いろいろなところに気をつけます。患者さんがイライラしたり疲れきってしまうと、患者さん自身がつらいだけでなく、診察する医師も大変になってしまいます。ですから、待合室での患者さんの様子によってはひと声かけたり、逆に医師に様子を知らせることで診察の手助けになればと思っています。

これだけ気を配っているつもりでも、クレームはあります。受付の仕事で、いちばん大変でつらいのがこのクレーム処理です。クレームの中で多いのは、待ち時間の長さについてです。二時間や三時間の待ち時間はあたりまえのありさまですから、患者さんにはほんとうに申しわけないと思っています。みなさんよくじっと待っていらっしゃると、感心してしまいます。「私だったら耐えられない。よけい具合が悪くなっちゃう」なんて、不謹慎にも思ってしまいます。

「あと何番目ですか」

「えーと、あと二十五番目です」

「えっ、じゃあまだ二時間以上はかかりますよね」

「そうですね、かかると思います。申しわけございません」

「それなら、食事に行ってきます」

「どうぞ、ごゆっくり……」

このような会話は日常茶飯事です。こんなふうに和やかならいいのですが、中には怒ってしまう方もいらっしゃいます。患者さんの立場になれば、怒るのもよくわかります。順番どおり呼ばれなかったときなどは、患者さんの怒りは激しくて、どう対応していいか困り果ててしまいます。

「さっき順番を聞いたら五番目だと言われたのに、もう六、七人はほかの人が呼ばれているじゃない。いったいどうなってるの（怒）」

「大変申しわけございません。具合の悪い方がいらして先にお呼びしたものですから」

などと言おうものなら、

「こっちだって具合が悪いから来てるんです」

ほんとうにおっしゃるとおりです。

「ああ、参った。どうすればいいの。佐藤先生、助けてー」という気分です。

でも最近では、顔なじみの患者さんには、私たちもつい甘えて本音を漏らしてしまうこともあります。

「なんで順番が違ったんでしょうね。私たちにもわからないんですよ。ほんとに困っちゃいますよね、診察のときに先生に文句を言ってやってください」

対面でのクレームに対応するのも大変ですが、電話の場合にもまた違った苦労があります。こちらは上尾の森診療所の看板を背負っているという責任を意識して対応しますが、電話の相手は匿名の場合もあります。お名前をお聞きするのですが、答えずにどなりっぱなしということもあります。医師への文句や診療所の批判など、延々と続きます。こちらは訳もわからないまま、親からも言われたことのないような罵詈雑言《ばりぞうごん》を浴びせられます。顔が見えない分、エスカレートするのかもしれません。さすがにこれはストレスです。そこで最近では、毅然と対応してしっかり名乗っていただけるようにがんばっています。さすがに名乗っていただけると、クレームもトーンダウンします。

いちばん困るのは、「私、死にたいんです」という電話です。とりあえず名前を確認して、「どうされました。なにかあったんですか?」と、患者さんに落ち着いていただこうと優しく話しかけます。ここで、「実は……」と話し出してくださればまだいいのですが、「先生に代わってください」としか言わない方もいらっしゃいます。医師に連絡して対処してもらいたいのですが、医師も取り込んでいてなかなか電話に出てくれないこともあるのです。また、相手をしてもらいたいための電話だろうと医師はわかっているのかもしれません。医師からは、「よく事情を聞いておいてくれる? どうしようもなくなったら出るけど」と、できるだけ受付で対応しなさいというお言葉です。

「申しわけありませんが、医師は今電話に出られないのですが……」

「じゃあ、もういいです。私、死にます。今から電車に飛び込みます」

電話の向こうから、実際に踏み切りの音が聞こえてきます。「ちょっと待ってください」の声もむなしく、「私が死んだらあなたのせいですから。あなた、お名前は?」と畳みかけてこられます。こんなときに名前を聞かれるなんて、もうこっちのほうが生きた心地がしません。このようなやりとりのあと、ほんとうに亡くなってしまったことはありませんが、どっと疲れが出る瞬間です。受付の仕事をしていると、これに似た経験を多くのスタッフがしているに違いありません。

院長は、最初のころはこんな受付の苦労を露ほども知らず、患者さんは診察を受けるためなら、ニコニコきげんよく何時間でも待っていてくださるとでも思っているかのようでした。もう何年も前ですが、院長と私で新しい受付スタッフの採用面接をしていたときのことでした。応募者の方の、「どんな仕事をするのですか」という質問に、あろうことか院長は、「だれにでもできる簡単な仕事ですよ」と言ってのけたのです。その場は机の下で握りこぶしを震わせてがまんしたのですが、面接が終わったとたん、院長に詰め寄りました。

「受付の仕事をそんなふうに思っていたんですか。コンピュータ入力や会計ならだれでもできますよ。受付のいちばんの仕事はなんだかわかっていますか！」

このあと院長は、延々と私の話（文句ともいう）を聞かされるはめになりました。患者さんとの対応がいかに難しいか、医師の診察を受けるまでに私たちがどれだけ気を配っているのか、さすがに少しはわかってくれたようでした。

少々過激に言い過ぎたかもしれませんので、ここらへんで院長を持ち上げなくてはなりません。「何時間も待たされて鬼のような顔をして受付に文句を言っていた患者さんが、診察を終えて出てくるときにはニコニコ笑顔なんです。やっぱり先生はすごいんですね。いったいどんな魔法を使ったんですか」と。いいとこばかりとって、なんて思ったりもしますが……。

診察でほっとしたのか、患者さんが会計をする段になって、「さっきはごめんなさい」などと言ってくださると、すっと肩の力が抜けます。たしかに、文句や本音をぶつけやすいのが受付なのでしょう。だからこそ、私たちの接し方が大切なのだと思っています。

そうはいっても、私たち受付も人間ですから、体調のいいとき、悪いとき、元気なとき、落ち込んでいるとき、いろいろあります。そんなとき、患者さんの言葉に救われることも多いのです。

「この前来たとき、いなかったから寂しかったよ」

「会いたかったよー」

「いつもお仕事をしている姿を見て元気づけられるんです」

この仕事をやっていてよかったなぁと思える瞬間です。患者さんの励ましの言葉を支えに、これからも温かい対応を心がけていきたいと思っています。

家守の歩み

臨床心理士　石井里美

社会に出て二十年。その半分を超える年月を、ここ上尾の森診療所で過ごしてきたことになります。

私が最初に勤めた職場でお世話になった医師は、出会い頭に「ぼくはパラメディカルが大嫌いでね。心理の人は面接室を出たら患者さんが目の前で倒れていても、『それは私の仕事じゃありません』と言うからね」とおっしゃり、心理士の治療枠の考えに縛られたあり方を非難していらっしゃいました。私としては、心理士である前に一人の人間であることを大切にしたいと思ってカウンセリングに臨んでいます。

たしかに、心理士は面接室という治療枠を大切にして、その枠の外で患者さんに会わないようにしたほうが治療上は好ましいと教わります。しかし、「仕事でない」というのは極端な言い方だと思いますし、ほんとうに患者さんが目の前で倒れたときにそしらぬ顔ができるものでしょうか。私は、このような心理士ばかりではないと反発したい気持ちでした。心理士が臨床理論の原則にとらわれすぎていると、このようなかたよった批判を受けるのかもしれません。教科書的な理解と目の前で起こる現場の現実は違うことも多く、ビギナーがよく間違えるポイントだと思っています。医師からこのような見方をされるのはとてもつらいことでしたが、私自身の向き合い方を意識するきっかけともなりました。

その点、上尾の森診療所に来てあまりの雰囲気の違いに驚きと困惑が隠せませんでした。佐藤、山田の両トップは、堅い臨床理論にとらわれるのではなく、底が抜けているのかと見まがうほどの許容力を発揮し、悪く言えば「治療枠という臨床理論を勉強しているのかしら」と疑わしく思えるほど、「なんでもあり」で圧倒されるのです。以前の職場でずいぶん考えさせられた治療枠についての悩みは、「いったいなんだったのかしら」と思わせられるようなことに出会います。一人の人間としてあたりまえな感覚を大切にして患者さんに向かい合うことは、二人には議論するまでもない基本中の基本のようです。ですから、前述のような「それは私の仕事じゃありません」と発言する心理士は、ここにははじめからいないと考えているかのようです。

病棟で佐藤先生は、泣きわめく患者さんをよしよしと抱きしめ（心理士の教科書的な理論では考えられません）、外来に至っては真夜中までの診察（外来受付終了時間は午後七時のはずです）はあたりまえで、前述のとおりです。

かたや心理士のはずの山田先生も、興奮した患者さんを押さえる手伝いをしたり、十五分でつないでいくカウンセリング（普通、四十五分ぐらいはやるのではないでしょうか）をしたり、必要とあらば訪問にも応じるし、地域の福祉活動にも喜んで出かけていきます。まさに、枠に縛られない開拓者にして自由人です。基本が押さえられているのであれば、二人とも面接室の枠から平気ではみ出していくのです。

たしかに、治療枠の考えに縛られて融通がきかないのはよくないとは思いますし、二人の考えに反対はありませんが、小心者の私がはたしてここでやっていけるのかと、ドキドキの日々でした。しかし、そんなふうに感じるのは、どうやら私一人ではなかったらしく、その後続々と増えた心理士の中からも同じような感想が聞かれました。

最近になって、山田先生と心理士のあり方についての話題になったときに、「おれ、この五年ぐらいで意識しはじめたことなんだけど、順恒さん（佐藤先生のことです）とぼくはこの業界では規格外れなのかなぁ」とおっしゃるではありませんか。「え……。この五年ぐらい……。で、ようやく気づいたんですか」とこの無自覚さに目が飛び出る思いでした。どんなに私の臨床観が揺さぶられたと思っているのか……と。

そして、その許容力はいい意味で職員にも向けられます。佐藤先生が主治医で私がカウンセリングの担当をする場合、先生は、「最終的な責任はぼくが取るから、治療方針を出す気持ちで思いきってやってください。なにか困ったことがあったら一人で抱え込まないで言ってください」と話してくださり、ケースマネージメントを任せてくれます。連携としての情報交換はしますが、方針や面接内容にはよほどのことがないかぎり介入されません。

医療の世界では、心理士は医師の指示に従うことしか許されず、ただ補助的に存在するしかない構造が一般的です。ここまで心理士を信用して、任せてくださる医師はまだまだ少ないと思います。カウンセリング中に患者さんとの会話の中で、診察のときに佐藤先生が、「石井先生はなんて言ってるの」と確認している話が出てきます。こちらの意向を尊重し、カウンセリングの流れをじゃましないように、医師が配慮してくださっているのです。私の中の医師に対する概念が大きく塗り替えられた出来事でした。

そんな上尾の森診療所ですから、心理職員はやめることなく定着率が非常に高くなっています。ありがたいことだと思っています。

この十年余り、診療所では次々と事業が展開されてきましたが、私はその片隅でコツコツと目の前の患者さんの世界に寄り添い、患者さんが本来持っている力が輝き出すまで、併走することに専念してきただけのような気がします。光を見つけた患者さんは、「病気になったのは意味があったと思います。すごくつらかったけれど、結果的にはよかったと思います」「今までの人生には、ひとつもいいことなんてなかったと思っていたけれど、振り返ったらあっちこっちに宝物が埋まってた。そんな感じです」と、とびきりの笑顔を向けてくれます。もちろん、その道のりは患者さんにとっても私にとっても容易なものではありませんが……。

上尾の森診療所の特徴として、いわゆる境界例と診断される方が多いことがあげられます。摂食の問題や自傷などの多彩な症状を呈しながら、みずからの生きる意義を必死に問うている方々に出会うのです。

「なんのために生きているのかわからない。私なんか死んだほうがいい」

そう言って、全身で訴えてこられる方がとても多いのです。このような方については、医師との連携はもちろんのこと、家族との協力関係も欠かせません。必要によってはデイケアも利用して、診療所全体で援助していきます。

しかし、われわれの願いが届かず、みずから命を絶ってこの世を去って逝かれる方もいます。長い臨床経験の中で受け持っていた患者さんに、はじめてみずから命を断たれたときのことは忘れられません。とても美しく頭のいい、少女と呼んでもいいくらい可憐な印象の女性でした。成績もよく、周囲の期待に応えつづけて生きてこられました。しかし、その一方で自分の内側の空虚感は大きくなるばかりだったようです。

いよいよ活動を続けられるだけのエネルギーが枯渇してしまい、診療所を訪れることになったとき、彼女はこう言ってぽろぽろと涙を流しました。

「私はもうだめです。こころの中に、真っ黒の大きな穴があいていて、寂しくて、寂しくて……。見ないようにしても引きずり込まれてしまうんです」

訴えるというよりは独り言のようで、うつむいた顔を長い髪が影のように覆っているのが印象的でした。殺伐とした心象風景が語られ、私は凍える感覚を覚えながら、「寒くて怖いね。心細いね」と声をかけ、穴を見ている彼女が独りではないのだと、その風景の中で彼女の手を取ろうと試みました。「はい」と、幸い彼女は私のほうを見てくれ、一瞬だけ外の（こころの内側にとらわれている感覚ではなく）現実に焦点が合ったような表情をされました。

日常の生活場面では、お母さんがつきっきりでひとときも目を離しませんでした。われわれも、投薬治療や入院をしてもらうなどあらゆる手段を講じました。つきあっていた彼にも励まされて、ときにはあすに希望をつなげて笑顔を見せることもあったのです。しかし、結局一人でやみに飛び込んでいってしまいました。

私が最後に彼女を見たのは、診察待ちだったのでしょうか、診療所の門のところでただぼんやりとしゃがみこんでいる姿でした。声をかけると、うっすらと笑みを返してくれましたが、とても寂しそうで、質感がなく、今にも透けていってしまいそうな心もとなさを感じたのを覚えています。その後しばらくは、私自身が虚空をさまよっているような、そんな時間が過ぎてしまいました。今でもときおり考えます。あのときもっとほかに対応のしかたがあったのではないかと。

「人生は魂の修行の道」というのが、私の信条です。生きづらい世の中ではありますが、泣いたり、笑ったり、考えたり、感じたり、悩んだりしながら生きていく、そのこと自体が尊いことなのだと思います。つらい気持ちは苦しいけれど、悪いわけではありません。人生の機微を分かち合いながら、一人の人間として、心理士として、今のこの時代、この社会の中でなにができるのか、みずからのあり方を問いつづけながら多くの方々と力を合わせて歩いていきたいと思います。

カウンセリングについて思うこと

臨床心理士　福嶋裕子

「こころのやみ」という表現を耳にすることがしばしばあります。その表現に、「なるほど、うまい表現だなぁ」と思うと同時に、「こころにやみってあるのかなぁ」と思ったりもします。

普段は表に出すことのない「本音」をだれもが持っているとか、こころの中に隠している秘密がある、という感覚は一般的に十分受け入れられるものと思います。普段の生活の中で、めったに表面にさらすことのない「なにか」に対して、あるいは自分の理解を超える「なにか」に対して、「不安」が喚起させられた結果として、「こころのやみ」というような表現をとっているのかなぁ、などと考えてみたりもします。

はたまた、日常生活の中で「こころのやみ」という表現を何度も目にするようなこと自体、あまり望ましいこととはいえないのかもしれません。けれども、「こころ」についての意識や理解が変化してきて、以前よりも「こころ」に対しての関心が高まってきているのかな、とも思います。

「友だちがうつになっちゃってさぁ……。でも、励ましちゃいけないんだよね」

そんな会話が前よりも普通に聞かれるようになった気がします。あるいは、クライアント（被相談者）のご家族がいらして、「うつのときは、励ましちゃいけないと聞いたので……」というふうにおっしゃることもめずらしいことではありません。これは入手可能な情報量が増えたせいでしょうか、それとも、「こころの病」についてのイメージが変化してきているせいなのでしょうか。このような情報や知識が一般の人にも広く浸透することは、ある意味では喜ぶべきです。しかし、広く一般に浸透したせいか、ときにそれらの一部が「マニュアル対応」のような感じに聞こえなくもありません。

だれでもはじめはどう対応すればいいのか知らなくてあたりまえですから、とりあえずマニュアルどおりに「右へならえ」的な対処をするのは無理もありませんし、それが悪いと言っているわけでもありません。けれども、それほどマニュアル化するような特別な心がけではないのではないかとどこかで思うのです。そもそも、なんでうつの人を励ましてはいけないのでしょうか。そう考えて、「うつの状態」を知ろうとし、そしてその人の立場に立てば、自然にどう対応したらいいのかたどり着けそうです。

うつの人の状態は、「充電の切れた電気機器（携帯電話とかパソコンとかウォークマンとか）」というようなイメージで考えればわかりやすいのではないかと思います。うつの状態では、「はい、もう一仕事」と思っても「動かない」、あるいは「動きたくても動けない」、おまけに「そんな自分が情けなくて涙が出てくる」ということもしばしば起こります。ただ、ここで人間と電気機器が違うのは、電気機器の場合であれば、充電すればすぐに、そして確実にもとどおりに戻れますが、うつの人の場合そうはいかないということです。彼らは通常の状態にある人間が体験する「疲れ」や「しんどさ」とは質的にも量的にも違うレベルにいるのではないかと思います。普段取り立てて意識することもなくできる「なんでもないこと」がおそろしいくらいに大変だったり、ものすごいエネルギーを費やしたり、というふうになりがちです。また、疲れからの回復速度も遅く、なかなか疲れがとれないということもしばしばです。そして、その状態の回復にもっとも必要なのが「休息」という充電です。前述したように、電気機器みたいに「はい、充電終了」といった形であっという間に元気になれればいいのですが、なかなかそうはいきません。

このように、うつの人が一般の人と比べようもないような「疲労のレベル」にあるということ、わずかな行動にも想像もできないくらいのエネルギーを費やすこと、そこからの回復にたくさんの時間を必要とすることを考えれば、「ゆっくりしてね」「無理しないでね」とか、「励ましてはいけない」という発想にたどり着くのはそれほど難しいことでもなく、逆に「ありきたりなこと」といえるのではないでしょうか。

ただし、実際に対応するとなると、頭ではわかっていてもなかなかうまくことが運ばないのも実情です。そのことは、日々クライアントと接している中でたびたび実感することです。例えば、うつの状態が長期化してきたとき、最初は「そういう状態ならしかたないよ。休んだほうがいいよ」と言えたとしても、「いったいいつまで続くの?」「ほんとうはただきぼっているだけじゃないの?」というような考えが頭をもたげてくることが往々にしてあります。また、長期に及ばなくても、今までさんざん繰り返した経緯から、「またわがままを言って……」「甘えてばかりで……。いいかげんにしてよ」と言いたくなってしまうことも起こります。人は自分の立場もあるし、忙しい日常生活を日々過ごしているのですから、頭でわかっているきれいごとの対応ばかりはできないという気持ちもあるでしょう。

「相手の立場に立ってものを考えましょう」「相手のいやがることをしてはいけません」といったことを、小さいころから何度も聞かされたような気がします。しかし、「相手の立場に立つ」というのは、実際やってみるとなると、思っているよりも高度な技であると思い知らされます。発想としてはすんなり理解できるのですが、実践していくのは難しいことです。よくクライアントのご家族から、「どこまで本人をしかっていいのか、どこまで受け入れたらいいのか」という相談を受けます。この問いも、基本的に「相手の立場に立って」考えることで検討するしかありません。そして、そのつどの対応を考え出していくのでしょう。

「カウンセリングってなんですか」「カウンセリングとはどういうものですか」といった質問をクライアントから受けることがしばしばあります。この問いに対して明快な解答を出すのはなかなか難しいものだな、といつも思います。ただ、この問いに対する解答のキーワードは、「相手の立場に立つこと（立とうとすること）」にあるのかなと考えています。あるいは、「相手の立場に立つこと（立とうとすること）から出発すること」と言ったほうが近いかもしれません。かなり細かいニュアンスですが、あくまで「相手の立場に立とうとすることから始まる」のであって、「相手の立場に立つ」こととは少し違う、というところに大きなポイントがあるのかなと思っています。カウンセリングがカウンセリングたりうること、カウンセラーがカウンセラーたりうることの根拠は、この「相手の立場に立とうとする、そしてそこから出発する」ということを大切にする存在であると言ってみたいと思います。もちろん、カウンセラーが「相手の立場に立つということを楽々とこなせる」とか、「相手の立場に立つ能力が人一倍たけている」というわけでは必ずしもありません（そういう方も中にはいるとは思いますが）。また、相手の立場に立つだけですべてがよくなる、という意味でもありませんし、理想を追い求めるかのように、「相手の立場を思いやることがすべてを解決する」と言っているわけでもありません。

カウンセラーは、クライアントの立場に立とうとすることから始まり、相手の立場に立ててみたりそうでなかったりを繰り返しながら、そしてそのプロセスの中でクライアントの内面で起こることを受け止めようとしていきます。カウンセラーは、そこでどんなことが起こっても受け止められるような心構えを持ち、クライアントとつきあっていこうという意図を示し、つきあっていく保証をします。このようなやりとりの中で、治療的な意味が生じてくるのではないでしょうか。先にあげたうつの人の例でいえば、どこまでしかってていいのか、どこまで受け入れたらいいのかを考えていくのは非常に難しいと書きましたが、その「難しい」というところから始まり、「どうしよう」と展開していくしかないのです。

「お仕事はなにをされているのですか」と、職場以外の人から聞かれることがあります。「臨床心理士です」と答えると、「えっ、すごーい。じゃあ、人のこころとか読めるんですか」と言われてしまうことがあります。盛り上がっていただけるのは光栄なのですが、「あの、超能力者ではないんですけど……。読めるわけないじゃん」と、つい冷めた気持ちになってしまいます。カウンセリングになにか神秘的な、超人的なイメージを持つこともわからなくはありませんが、実際にはまずありえません。仮にそのような力を持っているのなら、カウンセラーは、人間関係のひずみや世の中の悲劇や、冒頭にあげた「こころのやみ」を一瞬にして解消してしまうかもしれません。そもそも、「こころのやみってあるのかなぁ」などと考える必要はなさそうです。しかし、カウンセリングとは、もっと地道で現実的な行為であると強調したいと思います。また、そうあるべきではないかと思っています。

生活共同体としてのデイケア

臨床心理士・精神保健福祉士　大丸一成
精神保健福祉士　結城彩乃

上尾の森診療所には、本院と分院それぞれにデイケアがあります。桶川分院のデイケアは、桶川駅から近くて交通の便がよく、遠出をするプログラムにはうってつけのロケーションにあります。ほかのクリニックや病院で、外来治療を受けている患者さんも受け入れています。

本院のデイケアですが、こちらは分院よりもあとにできました。地理的に駅から遠いため、本院では近辺での活動が主になっています。分院よりゆっくりした感じがあるのが特徴です。また、本院では診療所の外来受診患者さんがとても増えたため、優先的にデイケアを利用してもらえるよう、ほかの医療機関に通っている患者さんはお断りしています。どちらのデイケアもアットホームな雰囲気であること、若い方、女性の方が多いのが特徴です。

デイケアは患者さん（メンバーさんと呼んでいます）とスタッフ、実習生とがお互いに協力し合いながら、一つの共同体のような雰囲気を作り上げます。一か月のプログラムをメンバーさんとスタッフの話し合いで決めることはもちろん、トラブルがあっても話し合って解決するようにしています。メンバーさんに気持ちよく参加してもらうためにも、デイケアを一つの有機体と考えています。メンバーさん、実習生、スタッフ、デイケアの活動プログラムでさえそれぞれが触媒であるとみなし、その交流が有機体としてのデイケアを活性化させるとイメージしています。スタッフは、全体と個の関係をバランスよくとっていく必要があると考えています。

メンバーさんの中には、こころが傷ついて強い不安を感じていたり、対人緊張で悩んでいる方がいらっしゃいます。自分の現状を受け入れ、治療に専念する覚悟をしていくことも大変です。家族や社会からのプレッシャーに、とにかく進学や就職をしなければと焦って、かえって症状を悪化させる方もいらっしゃるのです。もちろん、進学や就職の方針がいけないわけではありません。大切なことは、今その方に必要な方針がなにかをしっかり見極めて援助することだと思います。

そのために、デイケアを利用していただく方には、デイケアが安心できる場所であり、その中で安心できる人間関係を作り、一つの役割を果たす経験をすることで自信を取り戻していただけることを重要視しています。デイケアの時間の中でメンバーさんがほっと一息ついたり、勇気を出して、「ちょっと話し合いの司会をやってみようかな」などと冒険もできるような、そんな雰囲気が大切です。

はじめてデイケアに参加された方が、先輩であるほかのメンバーさんやスタッフから教えてもらったことを次に来るメンバーさんに伝えていくことは、人に支えられる存在から支える存在になる体験といえるかもしれません。このような体験を、人との輪の中で実感していただけるのがデイケアという活動の強みになっています。

デイケアでは、メンバーさんと話し合って一か月ごとのプログラムを立てて活動しています。「ＳＳＴ（ソーシャル・スキル・トレーニング）」のプログラムでは、みんなで楽しくコミュニケーションの勉強をします。「話し合い」では、自分の感じたことをいろいろな方法で表現できるように練習します。「風船バレー」や「料理」では、みんなとの一体感や純粋に楽しいという体験をしてもらいたいと思っています。知恵を出し合って、バラエティーに富んだプログラムになるように工夫しています。

しかし、周りから見るとただ遊んでいるだけのように思われることがあり、メンバーさんの中にも、「今、自分はこんなことをしていてはいけないのではないか」「自分だけこんなに楽しい思いをしていては、家族に申しわけない」と感じて、不安になったり焦ったりする方も出てきます。ですから、一つひとつのプログラムに参加する意味があることを、個人面接の振り返りの中でそれぞれのメンバーさんに伝えるようにこころがけています。

デイケアのルールとして、「いやがることを強要しない」「お断りするのもあり」ということを大切にしています。そのことによって、「なにもしなくてもいいこと」「なにもしないという行為」を保証したいのです。メンバーさんには、安心できる場で、少しずつ自分のペースで、自分らしさを表現してほしいと思っています。

しかし、反面で居心地がよくなりすぎて、デイケアという治療の目的がはっきりしなくなり、ただだらだらと来ているだけのようになってしまうことも起きます。さらには、デイケアの活動以外で起きた人間関係上のトラブルをデイケアに持ち込み、そのストレスを発散させるかのようにほかのメンバーさんやスタッフにあたってしまったりして、デイケアが甘えの場になってしまうこともあります。安心することと甘えること、このほどよい加減をコントロールするのが難しいところです。

前の章で、メンバーさん主催の忘年会に誘われた話があげられています。そのとき問題になったのは、診療時間外にメンバーさんから専門家としてなにを求められ、サービスとしてどこまで提供すればいいのかということでした。メンバーさんが、「メンバーが調子が悪くなったり酔いつぶれちゃったら、そのときはスタッフがめんどうをみてください」と言ってきたとき、「それはちょっと違うんじゃない、都合のいいときだけスタッフかい」と思ってしまった顛末があったのです。デイケアの活動の中では、スタッフとメンバーという役割でお互い割り切って過ごさなくてはいけないと思っていますが、デイケアの活動時間外でもその役割を求められるのには違和感があります。原則論としては、メンバーさんとともに生きる同じ人間として、同じ目線で対等な関係でいたいと思っていますが、現実には援助を提供する側の役割と援助を受ける側の役割は絶対的にあるのです。そこで、ともに仲間として時間を過ごそうというお誘いはうれしく思いましたが、役割の混乱はお互いに今後やりにくくなってしまうおそれがあるため、参加しないという判断をしました。

われわれは、メンバーさんと一日六時間以上、場合によっては自分の家族と過ごすより長い時間をいっしょにいることになります。これだけ長く接すると、お互いに役割をわきまえてほどよい関係でいることが大変難しくなるものです。心理士の使う治療枠の概念でいうと、極めて治療枠が緩くてあいまいになりやすい構造なのかもしれません。

デイケアでは、毎年七、八校、二十人近くの学生を実習生として受け入れています。メンバーさんにとって、スタッフばかりでなく、若くてやる気のある人間に触れるのは、参加意欲の活性化が期待できると考えています。当初から、どのように実習生を受け入れるかはメンバーさんとの話し合いで決めていきました。実習生のための実習ではなく、メンバーさんのための実習生の受け入れを目指しているからです。はじめこそ、「なんのためにくるんですか」「自分たちは練習台なのか」「カルテを見られたくない」などの否定的な発言が聞かれたため、なるべくメンバーさんの意見を尊重するような形（実習生にはカルテは見せないなど）で実習生には参加してもらいました。ところが、回を重ねるごとに実習生への疑念や不満よりも、「出会えてよかった」「友だちみたいに話せて楽しかった」「来年はどんな人が来ますかね。ジャニーズ系の人がいいですね」などと肯定してくれる発言が増えていきました。メンバーさんは、治療者ではなく、仲間として話せたと感じたのではないでしょうか。このような存在がデイケアに定期的に入ってくることは、苦労もありますがグループ全体の動きには非常に役立ちます。

実習生の実習形態は学校によってさまざまですが、二週間集中型か週一回の半年継続型が多いようです。こちらとしては、可能なかぎり週一回の半年継続型をお勧めしています。長い時間をかけることで、メンバーさんとの関係も深まり、いろいろな体験ができると思うからです。そして、そのとき起きた出来事や自分の感情を一週間かけてゆっくり見つめてほしいと願っています。自分自身を見つめて振り返ることで自分を知り、他者への接し方の整理をしてほしいと思うのです。ここでの「接し方」というのは、援助者としての接し方ばかりではなく、一人の「人間」として敬意を払った常識的なつきあい方も含まれています。そのため、実習生には、「きょうから初参加のメンバーさんというつもりになってデイケアで過ごしてください」と伝え、メンバーさんがはじめてデイケアに参加したときの気持ちを体験してもらいます。見学と違って、とまどい、不安、緊張の隠せない実習生が多いようですが、メンバーさんやスタッフの助けを借りながらデイケアの一員になっていくのです。

この体験は、まさしくメンバーさんがデイケアの一員になる体験過程で得られる感覚と同じです。そして、今度は実習生もデイケアのだれかを支える存在になっていくのです。だんだん実習も進んでくると、メンバーさんをどう見るかという意識ばかりではなく、どう見ている自分がいるかという意識にたどり着き、このプロセスが大切なのだと思います。そして、この大切さがわかってくるとプロに近づいているといえるのかもしれません。

デイケアスタッフは、医師、看護師、心理士、精神保健福祉士など他職種のチームです。スタッフは、それぞれの専門性やアイデンティティーを持っていますが、チームでの役割を意識しながらその特殊性を発揮すればいいわけで、単一で統一された対応を要求されるものではありません。また、実習生と同じく、われわれもメンバーさんや実習生から学び、支えられる存在であることを強く自覚しなければならないと思います。援助を考えるうえにおいて、このような謙虚な姿勢を基本にすえたいと思っております。

上尾の森診療所は、入院病棟を持っているところに大きな特徴があります。外来と入院を通じて一貫した治療が可能なわけですが、デイケアもそうした治療体の中で、入院と外来をつなぐ一つの欠かせない部門として活動していきたいと思っています。

緩やかな病棟

看護師　依田ひろ美／野本　勉

看護師の仕事は、外来での処置と入院病棟の看護に分けられますが、上尾の森診療所は内科や外科の病院とは違って外来の処置が少ないため、もっぱら入院患者さんへの看護業務が主体となります。そこで、ここでは入院の話を中心にしたいと思います。

看護師は、患者さんの入院が決まると、病棟を案内しながら入院生活のオリエンテーションを行います。私たちは、このオリエンテーションをとても大切な仕事だと考えています。はじめて会う看護師の対応で、患者さんの病棟に対する印象が決まりかねないと思うからです。患者さんは、外来での診察ですでに話し疲れているかもしれませんし、入院生活への不安や緊張があるかもしれません。そういったことを配慮して、これから始まる入院生活を少しでも前向きにとらえてもらえるように応援したいのです。

病棟を案内するときは、なにか心配なことがないかと注意を払います。例えばお風呂やトイレに対して、不潔だと使いにくいというこだわりを訴える方は多いものです。不潔恐怖のような症状からくる不安の場合は、看護師の協力は必要不可欠になっていきますから、どうしてほしいか希望を聞くようにしています。

入院された患者さんと接するうえで注意していることの一つは、病名にとらわれすぎないように看護することです。例えば、この患者さんは「うつ病」だから元気がないのはあたりまえ、と決めつけないように気をつけています。入院して環境が変わったせいで元気がないのかもしれません。その方の事情や今の心身の状態を先入観を持たずに把握して看護することが大事だと思うのです。もちろん、病名を無視するわけではありません。病名を聞いただけで、わかったかのように思いこむことが恐いのです。あくまでも、尊重された一人の人間として患者さんを見ることを忘れてはいけないと考えています。

病棟の雰囲気を表すには、「緩やかな」という言葉が適切なように感じています。病棟規則や生活管理は緩やかなものになっていますし、私たち看護師の対応も厳しいわけではなく、緩やかに接しているように思うからです。私たちは、患者さんの規則違反についても、個人の事情を考えると、いたしかたのない場合も多いために、多少のことには目をつぶり、緩やかに注意をしていくことが多くなります。

過食症の患者さんを例にとってみます。一五六頁の厨房編でも触れられますが、朝食のパンのおかわりのエピソード（パンやご飯はおかわりできるのですが、どこまで認めるか）は看護師も考えさせられました。過食で悩んでいる患者さんは、単にパンがおいしいからもう一枚ということではすまなくなってしまうのです。そこで、医師や厨房とも話し合って、この患者さんはパンを何枚まで食べていいという、仮の決まりを作ることになります。このとき、病棟全体の規則として朝は二枚まで、というような公平性と厳格性をもった決まりにはなりません。できるかぎり個人個人の問題として対処したいのです。ほかの患者さんが不公平だと言って騒ぎ出すような事態にならないかぎり、そうしたいと考えるのです。

さて、パンのおかわりの制限を決めましたが、次に起こりやすい問題は、ほかの患者さんの残飯を食べてしまったり、共用の冷蔵庫のお菓子を食べてしまうことです。ここで私たちは、その患者さんに注意するかどうか迷います。本人自身がやってはいけないことだと、いやというほどわかっているからです。ですから、声をかけるにしても、「やめようよ、いつもあとで後悔しているでしょ」というくらいの、緩やかな注意をすることになります。しかし、その場ではやめてくれても、同じ注意を繰り返さなければならないことも多々あります。ここからは、入院治療が進んで患者さんが落ち着いて過食が減ってくるのを根気よく待たなければなりません。たしかに、食事場面に看護師がつき添って残飯を食べないように厳しく見張って管理することは可能ですが、どのみち外出して大量の食料を買い込み、隠れて食べることになるだけだからです。

もう一つ、私たちがよく出会うのは病棟内での自傷行為――リストカットの問題です。上尾の森診療所に入院する患者さんには、リストカットをする人がたくさんいます。一人がリストカットすると、「私もやりたくなっちゃう」と連鎖反応を起こすことすらあり、大変困ってしまいます。このような場合、たいていの病院であれば外出から帰ったときの持ち物検査を強化し、カミソリを持ち込まないように対処するかもしれません。しかし、ここでは生活の自己管理ができることが入院条件でもあり、持ち物検査はしたくありません。それに、窓から持ちこもうと思えば簡単にできますから、持ち物検査の意味がありません。ここでも緩やかな看護対応にならざるをえません。

まず傷の処置をします。どんなに軽い傷でも体のけがとして扱い、処置をします。患者さんが落ち着いていなければ頓服を飲んでいただくこともありますが、「どうしたのですか」と、尋ねることが大切です。処置をしながら、どうして切りたくなったのかを聞きます。そして、患者さんが切りたくなったときに、「落ち着かないんです。切りたくなっちゃった」と、看護課の窓口に訴えられるようにもっていきたいのです。私たちは、患者さん自身が不調に気づいて対応できる力をつけてもらうことが理想であると考えています。

緩やかな看護がいいのか悪いのかは、そのときどきで変わります。そのとき、その患者さんにとって適切な看護を行うために主治医や担当の心理士から、病状や治療方針を聞いておくことは当然のことながら欠かせないことです。ところで、患者さんから、「共用の冷蔵庫を大きくしてほしい」「トイレをウォッシュレットにしてほしい」という設備への不満とともに、「主治医（心理士）を替えてほしい」「この医者の薬の出し方は信用できない」という医師（心理士）への不満、「看護師によって対応が違うじゃない。Aさんはだめだと言うし、Bさんはいいって言うし」という看護課への不満をよく聞きます。

治療方針や薬の変更などについては、「先生に直接言ってかまわないと思いますよ。不満もぶつけてみたらいいと思います」と答えるのですが、なかなか自分では医師に話せない方も多く、看護師は文句やグチの聞き役になっていることも多いのです。このように、患者さんが不満を訴えることができること自体いいことなのだろうと考えています。

ただ、ここでは自由な雰囲気に触発されるためか、わがままといっていいほどに自己主張する患者さんがめずらしくありません。私たちは、医師（心理士）と患者さんの間の板ばさみになって困ってしまうことも多いのですが、患者さんの訴えを受け止めつつ、医師、心理士のいいつなぎ役になれたらと考えています。

患者さんの中には、夜になると不安になって眠れないと訴える方がいらっしゃいます。

不眠時に飲んでいただく薬の指示は出ていますが、ときには看護師や看護助手がベッドサイドで寝つくまでつき添うことがあります。開院した当初から、佐藤院長より、「Aさんは落ち着かなくて寝つけないみたいだから、少しつき添ってあげて」と指示があり、それ以来あたりまえの対処の一つになっています。ほかの病院では考えにくいことかもしれませんが、患者さんの中にはつき添ってもらうことで眠れる方も多いのです。私たちは、このような一人ひとりに目の届く看護を、これからもしていきたいと思います。

一方、申し送りに時間がかかりすぎるとしかられることがあります。われわれとしては、周囲をかき回す患者さんが多いので、職員が振り回されないためにも一人ひとりの行動をていねいに伝えたいと思い、つい時間をかけてしまうのです。先生方から、「申し送りが長いんじゃない。ポイントをつかんで短時間ですませなさい。その分病棟に早く出なさい」と注意されてしまいます。特に、山田先生には心配をかけないように気をつけています。心理士だから優しいと思っていると大間違いで、どちらかというと院長の佐藤先生のほうが緩やかにご覧になっているような気もします。

これからも、看護課一同が患者さん一人ひとりを大切にして、緩やかに寄り添う看護をしていきたいと思っています。

体を張る心理士の卵

看護助手　須賀雅浩

平成十七年四月現在、上尾の森診療所には十三人の看護助手がアルバイトとして勤務しています。その内訳は、大学院生が八名、大学の学部生が四名、ほかに仕事を持っている人が二名です。そのほとんどが、大学あるいは大学院で心理学を、特に臨床心理学を学んでいます。このように、心理学を中心に学んでいる学生が看護助手を務めるというのは、診療所開設当初からのことだと聞いていますが、大学院生の比率が高くなっているというのが最近の特徴です。

看護助手は日勤のほかに、看護師と二人で当直業務につきます。日勤も当直もローテーション制で、都合のつく日に調整して入っています。

看護助手には、最低限の決められた仕事がいくつかあります。病棟の掃除、病室の窓のかぎの開け閉め、食事の声かけなどです。しかし、それらのことに割かれる時間は比較的少なく、仕事内容はその日の病棟の状態によって変わるという感じで、あいている時間の過ごし方は看護助手の裁量に任されています。

私は、大学院の一年目の十月から六か月間、看護助手として勤務していました。大学院の授業である臨床心理実習を上尾の森診療所でお世話になり、それが終わったあと看護助手として勤めさせていただいたのです。私は心理職に就くことを目指しており、その経験が役に立つだろうと思いました。ところが、看護助手の仕事をしてみて、常識的な臨床心理学の感覚では通用しないと思うようになりました。

あるとき、落ち着かなくなった女性患者さんがカミソリを持ち、暴れ出しそうな勢いでわめき、今にも病棟から飛び出しそうになったことがありました。開放の病棟ですから外に出るのはかまわないわけですが、このまま見過ごすことはできません。看護師と私がかけつけました。看護師は、「どうしたの、とにかく落ち着いて」と声をかけながら、しっかり腕をつかんでいます。患者さんが外に出ないように、立ちふさがっています。このとき私は、「男性の私が腕をつかんでいいのだろうか、体に触れていいのだろうか」などと一瞬頭に浮かんだのですが、「今はそんなことを言っている場合じゃない」と、遅まきながら腕をつかんでカミソリを奪い取りました。臨床心理学的な知識に基づいて動くというよりも、今必要なことを判断して、体を張る覚悟が大切であると感じました。

看護助手の勤務は、日勤に続いて当直に入ることもあり、勤務が長時間に渡ることもめずらしくありません。看護助手には比較的自由な時間があり、私はそのような時間はなるべくデイルームで過ごすようにしていました。ゆっくり患者さんたちといっしょにデイルームで過ごしていると、患者さんとともに生活しているような気分になります。

私が学んできた臨床心理学の世界では、患者さんとの距離や治療上の枠を大切にして、患者さんとの関係について細心の注意を払い、巻き込まれないようにしなさいと教わってきました。しかし、一日中患者さんと接していながら、巻き込まれずに距離を守るのは、不可能に近いことだと思いました。仮に私のほうが守ろうとしても、患者さんのほうは、私を身近な存在と感じて軽い気持ちで接近してきます。理論武装した自分ではなく、生身の自分で相対しているような気持ちになります。

私は、自分自身の個人的な情報や人生観を語ることについては、一定のところで制限するように気をつけていました。自分のプライベートな部分を語るのは、自分が無防備に感じられて耐えられません。また、そうしてしまうと患者さんに対しても悪い影響を与えるのではないかと心配です。山田先生は、「患者さんの具合に影響を与えられるような発言ができるなら、むしろたいしたものだ。好きに会話してみなさい」とよく言ってくれるのですが、なかなかそうはいきません。

患者さんからよく質問されることで、「彼女はいますか」というのがあります。患者さんの中には、異性とのつきあい方に問題を抱えている方も多いので、配慮しながら答えることになります。教科書的に答えるなら、「私に彼女がいるのか気になりますか」などと応じるのかもしれませんが、病棟で若い患者さんたちに取り囲まれて、こんな答えではとても許してはくれません。とことん追求されると、追いつめられて生身の自分として答えなければならなくなります。そこで、苦しまぎれに「好きな人はいます」と答えることもありますが、それ以上は具体的な話はしたくありません。追求しないでくれ、本音はもう余裕がない、と思ったりしています。むしろ、この返事のあとの展開に興味があるわけですが、少しあいまいな顔をしてみます。

するとある患者さんは、好きな人がいてもなかなか告白できないでいる私を想像してアドバイスしてくれます。またある患者さんは、彼女との楽しい時間を犠牲にして（バレンタインデーに勤務していましたので）、仕事に打ち込む私を想像してねぎらってくれます。さらにある患者さんは、結婚が間近である私を想像して話を進めたりします。私に関する事実関係について一つひとつ言い訳はしません。私への興味の話から、その場の会話が広がるならよしとしたいと考えるのです。実際、いつのまにか私の彼女の話題はなくなり、患者さん自身の話に移っていくものです。私は、病棟では心理士としているのではなく看護助手ですから、心理士としての配慮をするよりも、山田先生の言うように生身の人間として患者さんに率直に接すればいいのかもしれません。今度は、自分の恋愛論をぶつけてみようかなとも思っています。

患者さんは、何人もいる看護助手をじょうずに使い分けているようで、私の場合は遊び相手担当のようでした。少し前ですと、トランプがはやっていました。負けた程度に応じてしっぺ（二本の指で負けた相手の腕をはたく）の数が決まります。私は、罰ゲームつきのゲームになるとめっぽう弱く、やられ放題です。私は、ゲームに関しては手加減をしませんので患者さんも真剣ですし、罰ゲームにおいてはますます本気です。患者さんは、トランプ以上にしっぺを、そしてしっぺで私を痛がらせることを楽しみにしている感じです。終わったあと、私の腕は真っ赤に腫れ上がります。しかし、はたく患者さんにも負担なようで、指が腫れ上がってシップをしている姿を見ると、「痛み分けじゃないか」なんて思ってしまいます。

病棟では、年に数回レクリエーションが催されます。先日参加したもちつき大会では、きねの重さによろける私のふがいない姿に、患者さんからやじが飛び交いました。「須賀ちゃん、腰がひけてるよ、もっと腰を入れて」「もちつきは得意だって言ってたけど、口だけじゃない」「かっこ悪いぞ」「(看護師の)Aさんを見習いなさいよ」など。そして、私のさまにならないもちつき姿が写真に撮られ、翌日からしばらく笑いのネタになってしまいました。

平成十七年の四月から、非常勤の心理士として上尾の森診療所で勤務させていただくことになりました。今までの看護助手の経験は、臨床心理学の教科書とはまた違った視点でものごとを見ることができ、私の大切な財産になっています。患者さんとの体をぶつけ合うような体験や、日常的な生活をともに過ごして学んだことは、「病気で悩む患者さん」も一人のごくあたりまえな人間であるということです。今さらなにを言っているんだと思われそうですが、それを実感できたことが私の宝物になっています。

診療所のお母さん

厨房　高橋絹子／辻井なつ子

厨房は、一人の栄養士と五人の調理師で構成され、入院している患者さんと職員の食事を用意しています。栄養士がカロリーや塩分の計算をしてメニューを考え、調理師が腕によりをかけて、朝食を二十食、昼食は三十五食、夕食を二十食分を作っています。

開院した当初、院長と院長の奥さん（厨房のまとめ役をお願いしています）から、「入院されている患者さんにとっては、食事は楽しみの一つで大切なものです。こころのこもった家庭の味を味わってもらってください」とお話がありました。私たちは、うまく作れるか心配してしまいましたが、奥さんは、「各人が家庭の味をそのまま出してくれればいいのよ。同じ味を出そうとしなくていいのではないかしら。自分の子育ての体験を参考にして、診療所のお母さんだと思って作ればいいのよ」と励ましてくださいました。十年たった今もこの言葉を忘れないようにして、厨房のみんなが協力し合いながら、温かみのある食事を作ることを心がけています。

ハンバーグを出すときなどは、冷凍食品をなるべく使わないで手作りするようにしています。大きな病院とは違って数は多くないので、手作りが可能です。患者さんが喜んでくれることを願いながら、一つひとつていねいにまごころを込めて作っているつもりです。

また、患者さんの中には、糖尿食のようにカロリー制限されたものを食べる必要がある方がいらっしゃいます。限られた食事量になりますので、少しでもおいしく食べていただけるよう工夫しなければなりません。

日曜日の昼は、職員が休みで少ない分、ひと手間かけた食事を出しやすい時間帯です。めん類や、お好み焼き、スパゲッティなど、大病院ではのびてしまって出しづらいものにあえて挑戦しています。特にラーメンは人気で、「病院で食べられるとは思わなかった」と喜んでいただいております。驚いていただけると、してやったりという気持ちになります。長く入院している患者さんでも飽きないように、大変気をつかうところなのです。

また、おせち料理など、季節感のある食事もお出ししています。患者さんに、「一年の始まりを病院で過ごすなんていやだ」と思われないように、正月気分を少しでも楽しんでいただき、治療に役立てることができれば幸いだと思っています。

入院されたばかりの患者さんは、食事があまりとれない方が多いように感じています。ほとんど手をつけずに下膳されると、とても心配です。「食べないと力がつかないのに」と思うのですが、日がたつにつれて食事量が増えていき、完食された日がくると、「Aさんが全部食べてくれたわ」とみんなで喜んでいます。なんと言っても残さず全部食べていただけることが、「お母さん」としての最高の喜びなのです。

たくさん食べたい患者さんには、ご飯とみそ汁はおかわりを自由にしています。しかしあるとき、朝食のパンのおかわりをどうしたらいいのか悩んでしまうことがありました。患者さんから、「おいしいからもう一枚焼いてください」と言われるのはうれしいのですが、それが六枚目になったとき、「どこまで食べさせていいのかしら」と困ってしまいました。看護師からは、過食を治すために入院してくる患者さんもいると聞かされていますし、予算のことも気になってしまったのです。結局この問題は、一定以上のおかわりについては看護師や主治医とも相談して臨機に対応していくことになりました。いくら家庭的な料理を出したいといっても、やはり病院なわけですから限界があります。患者さん一人ひとりに合った出し方をすることが大切なことであると学びました。

山田先生と雑談していたあるとき、「精神科の看板のある上尾の森診療所に就職することには、抵抗はありませんでしたか。患者さんとの会話がうまいけど、どうやって学んだのですか」と聞かれたことがありました。精神科への抵抗感は、実はまったくなかったのですが、今思うのは、病院とか精神科の知識が全然なかったのがよかったのかもしれないということです。私たちは、自然に普通のおばさんとして患者さんに接するしかないと思っていました。みんなの中でよく話に出るのは、「私たちは子育てで忙しかったから、あまり社会経験がないわね。でもその分、家庭を大切にして子どもを育てる経験では負けないわ。患者さんの年齢は、自分の子どもと同じくらいだから、ついお母さんの気持ちになってしまうわ」ということです。ですから、患者さんが外出するところに出会えば、「行ってらっしゃい。気をつけてね」と言うのはあたりまえなのです。それに、子育ての中で思春期になれば返事をしてくれないことも体験ずみです。患者さんが返事をしてくれないことがあっても（ほとんどないのですが）、少しも気になりません。山田先生は、このへんを評価してくださったのかもしれませんが、お母さんとしてはごくあたりまえなことにすぎません。

でもたまに、「お帰りなさい。外泊は楽しかったですか」と声をかけたら、「私は面会の者です」と言われてしまうことがあります。患者さんの入院期間が短いので顔を覚えきれず、こんなことも起きるわけですが、これからも気軽に声をかけたいと思っています。

私たちは、患者さんの治療に直接かかわるわけではありませんが、少しでも気持ちよく入院生活を送ってもらえればと思っています。

厨房の仕事でいちばんうれしいのは、出した食事を全部食べてもらえることなのですが、「いつもおいしい食事をありがとう」と下膳されたお盆にメモがあると、すべての苦労が吹き飛びます。あしたの食事は、一品増やそうかしらなんて思ってしまいます。

医薬分業について

わかば薬局　岩永和巳

日本薬剤師会の調査によれば、医薬分業による薬局の処方箋受け取り率は、平成十三年で四十四・五パーセント、現在は五十パーセントを超えて、わが国の医薬分業は着実に浸透してきているといえます。

医薬分業の進展には、厚生労働省の方針と指導が大きく影響しています。薬剤の併用（飲み合わせの問題）による事故があとを断たないため、診察や治療は医療機関で、薬剤は薬局の薬剤師のもとで管理、投薬するべきであろうといった流れになってきているのです。

ソリブジン薬害は、一か月ほどの間に十五名もの患者さんが亡くなった衝撃的な出来事で、過去のサリドマイド薬害や最近の血液製剤薬害とは異なり、二つの薬の併用によって起こった点が大きな特徴です。この薬剤同士の相互作用のチェック機能を充実させるべく、医薬の分業が大きく推進されたわけです。

厚生労働省の医薬分業の構想では、そのメリットについて次のような点が列挙されています。

①「かかりつけ薬局」において薬歴管理を行うことにより、複数診療科受診による重複投与、相互作用の有無の確認などができ、薬物療法の有効性、安全性が向上する。

②薬の効果、副作用、用法などについて、処方した医師、歯科医師と薬剤師が連携して患者に説明（服薬指導）することで、患者の薬に対する理解が深まり、調剤された薬を用法どおりに服用することが期待でき、薬物療法の有効性、安全性が向上する。

③処方箋を患者に交付することにより、患者自身が服用している薬について知ることができる。

④病院内において、調剤待ち時間の短縮、待合室の混雑が緩和される。

⑤医師の使用したい医薬品が手元に（病院内に）なくても、患者に必要な医薬品を、医師や歯科医師が自由に処方できる。

以上のようなメリットの中でも、薬歴簿による薬剤の相互作用のチェックを行うことにより、患者さんのために安全に薬を管理できるようになることが最大のメリットであると考えております。

わかば薬局の誕生は、平成九年十月でした。知人より、上尾の森診療所の佐藤先生と山田先生を紹介していただいたことがきっかけでした。右記の医薬分業のメリットに快く賛同していただき、約半年間の準備期間を経て開局に至りました。オープンしたときは、薬剤師二人、医療事務一人の計三人体制で挑みましたが、初日の患者さんの多さに大変驚かされました。この日は佐藤院長の診察日だったので特に多かったのでしょう。また、処方箋に指示されている薬の数が内科系のものより多く、しかもほとんどの患者さんに対して一包化（飲みやすくするために一回分をパッケージにすること）であったために時間をとられることになり、待ち時間が増えないかと冷や汗ものでした。

薬剤師として薬剤管理をするにあたり、内科薬などの薬剤と違って、患者さんに情報をどこまで提供していいものか迷うケースがありました。例えば、薬剤の効能書には「幻覚や妄想に効果がある」と書かれているものもありますが、患者さんにそのまま伝えるのには抵抗感があります。これに関しては、佐藤先生とよく相談して診察や治療の妨げにならないように工夫し、患者さんにわかりやすく情報提供することを大切にしました。具体的には、薬剤を薬効別に分類して整理表を作成したのです。その内容は次のとおりです。

安定剤、抗不安薬 ―― 緊張や不安感を軽くする薬です。

抗うつ薬 ── ゆううつな気分を改善して、気力を回復させる薬です。
抗精神病薬 ── 神経の高ぶり、過敏さを抑える薬です。
抗てんかん薬 ── 抗てんかん薬ですが、感情の調整などにも使われる薬です。
睡眠薬 ── 睡眠の改善のために使われる薬です。
抗パーキンソン薬 ── 薬の副作用の治療や予防に使います。またパーキンソン病に使われることもあります。

ほかにもいろいろな薬剤がありますが、大枠としては右記の六種類に分類して情報提供することにしました。もちろん、六種類に分類不可能な薬剤に関しては、別途文書でわかりやすく伝えるようにしています。佐藤先生の方針は、基本的に薬剤情報はオープンに開示していくというものでした。

あるとき、患者さんの父親がわかば薬局発行の薬剤情報提供書を持ってこられて、「ここにてんかんの薬と書いてあるけど、おれの息子はてんかんじゃないぞ」と語気を強めて抗議してこられました。私は、「たしかに抗てんかん薬と書かれていますが、てんかんだけに使われる薬ではありません。イライラした気分を落ち着かせるような感情調整剤としての有効性も高い薬剤です。先生の指示どおりにお飲みくださいとお伝えするのですが、父親は頑として信じようとはしてくれません。

困ったあげく、「少々お待ちください。担当医の佐藤先生に確認してみます」と答え、診療所に電話しました。佐藤先生は、「私が説明するから診療所に戻るようにお伝えしてください」と言ってくださり、対応をお任せすることができました。このように、場合によっては医師からの言葉でないと受け入れてくださらないこともあるのです。大切なことは、医師と薬局がこまめに情報交換して、迅速に対応すべきことだと教えられました。

また、抗精神病薬の効能効果について、「統合失調症の症状を改善する薬です」と一歩踏み込んでお話すると、ちょっと表情がこわばる方もいらっしゃいました。薬剤師は、患者さんが医師からどのように病名の説明を受けているかをよく確認すること、必要であれば医師から伝え方の指示をもらっておくこと、なるべくその個人にあった伝え方をすること、このようなことを教わりました。

患者さんは正確な情報を欲しがっていることがわかってきました。開局当初の佐藤先生の方針どおりになってきていると実感しています。患者さんのそのときの状態で、今いちばん適切な対応はなにかを、患者さんのニーズに沿いながら判断して服薬指導をしていきたいと願っています。

これからも医療機関と協力しながら、医薬分業のメリットを最大限に活用し、しっかりとこの地域に根を下ろし、地域医療のアドバイザーとして患者さんから信頼される「かかりつけ薬局」作りに専念したいと思います。

第三章　上尾の森診療所における臨床
――医師の立場から

佐藤順恒

第一節　開業当初の臨床実践

開業にあたって、われわれは入院部門について、精神科の閉鎖病棟での入院治療にはそぐわない「軽症圏」の患者さんを対象とする「病院らしくない」開放病棟を目指しました。そのコンセプトに基づいて宣伝や営業活動を行い、ほかの医療機関との連携をしっかりとれば、ニーズはあり、採算がとれるだろうという感触がありました。

一方外来については、Ｐ診療所などのクリニックでの経験から、ニーズはあるだろうけれど、駅から遠いという立地条件が不利に働かないかとても不安なスタートでした。

外来治療

外来はゼロスタートですから、たくさんの患者さんが来てくださることを願ってひたすらお待ちするのみです。「来るもの拒まず」で、年齢、性別、疾患等は不問、本人が受診できないときでも、あるいは拒否している場合でも、とりあえずは家族の相談に応じます。必ずしも医療の対象ではなく、医師より心理士が活躍する「不登校」や「引きこもり」の相談にも喜んで応じました。

入院施設を持ったのも、外来だけではもの足りないとか、入院治療のダイナミズムを味わいたいという不遜な思いがあっただけではなく、入院ベッドを持たない限界性を少しでも乗り越えてみたかったからで、当然のことながらその入り口としての外来も、守備範囲を広く持つことになったのです。

入院治療

われわれは、自分が入院してもいいと思えるような病棟、あるいはここなら自分の家族を入れてもいいと思えるような病棟を目指しました。病院らしくない施設で、①日常に近い自由な環境のもとで、②治療者側が患者さんを管理する部分を最小限に抑えて、③患者さんたちの主体性を大事にする――そんな入院治療がやりたいと思ったのです。

「リゾート感覚のペンション風クリニック」と宣伝文句にうたったような、「普通」の環境の中で精神科の入院治療を行いたいと思いました。そしてそれは必ずできるはずだし、しなければならないというのがわれわれの強い願いでした。

木造の平屋、個室と二人部屋だけ。夜間は当然のことながら施錠しますが、近隣との関係と最低限避けられない管理面での必要性から、夜間だけは中からも扉と窓を開けられないようにしました。夜間は閉ざされた空間になるのですが、それ以外は出入りの自由な開放空間です。看護スタッフも、当初の婦長さんと山田夫人を除いては、あえて精神科病院での勤務経験のない、あっても少ない人たちに来ていただこうと思いました。従来の精神科病院での経験が長いと、どうしても患者さんの入院生活を管理する立場に立ち、問題が起きないように気をつけるようになりがちです。そして、問題が起きたときに対処することをいちばんの仕事と考えてしまい、患者さんを上から見下ろすようになりがちだからです。精神科看護についての基本的なことは身につけていただくわけですが、まずは先入観を捨てて、「母心」「親心」で接するようにと話してきました。

入院患者さんの行動に特別な制限は設けません。外出はもちろん、外泊も自由、ラジカセやテレビの持ち込みも可、小銭はむしろ自分で持っていてもらうし、車や自転車の持ち込みもＯＫ……。その後少しずつ変更していくのですが、当初は管理の少ない環境の中でどこまでやれるのか、といった挑戦心と、これだけやれるんだということを示したいという思いがありました。

入院の対象となる患者さんは、家でゆっくり休めずに外来治療で行きづまっているうつ病の人、パニック障害や強迫性障害などの神経症で外出できず、外来に来ることができない人、リストカットや大量服薬を繰り返している「人格障害」の人たちなどを想定していました。でも、Q病院の開放病棟での経験から、統合失調症の方でも、ある程度病識（病気であることの自覚）があって治療を受ける意思のはっきりしている方など、精神病圏の方でも可能なかぎり受け入れたいと考えていました。

第二節　現在の臨床実践

外来診療

当初は、駅からバスで十分、さらに徒歩という交通の便の悪さが気がかりでした。しかし、それは杞憂《きゆう》に終わり、外来の待合室はあっという間に混雑するようになりました。思った以上に車で来られる方が多かったのです。

駅前のビル診療所では、通勤・通学の帰りに寄る方が多かったように思うのですが、意外やそういう患者さんはあまり来ません。「どうも患者さんの層が違うようだ、そして地域も違う」と、そう思わざるをえません。要するに車社会なのです。駐車スペースが足りず、ご近所に迷惑をおかけすることもたびたびです。増員する職員も車通勤がほとんどなので、駐車場は増やしているのですが、追いつかない状況です。県内で精神科の診療所、クリニックは増えつづけています。鉄格子のイメージの病院とは違う、入院施設のないクリニックには「精神病」圏ではない「軽症圏」、つまりうつ病や神経症などの患者さんがたくさん来ます。

精神科病院では、建物そのものがいかめしく、昔の「きちがい病院」のイメージがまだ残っているのに比べて、診療所は小さくこじんまりと町の中に溶け込んでいて入りやすいこと、そして、特に最近はその存在が「こころの病」とともども市民に認知されるようになったことで、全国的に精神科の診療所、クリニックが急増し、そこを訪れる患者さんも増えているのだと思います。

上尾の森診療所も、たくさんの患者さんが来られて、あっという間に医者一人の体制（一診制）では対応しきれない状況になりました。そこで分院を開き、さらに本院も増築して二診制を目指すことになったわけです。

上尾の森診療所の特徴は、当然といえば当然かもしれませんが、「入院治療を考えたいが精神科病院には入院させたくない」といった相談が舞い込むことです。

統合失調症の急性期、高齢者のせん妄状態、やせのひどい摂食障害、家庭内暴力――これらの患者さんは、外来だけのクリニックより多いのではないかと思います。そういうケースの中には、強制入院治療が必要で、当院では引き受けきれない場合もあります。特に統合失調症で幻聴や妄想が激しい場合は、本人が薬を飲み、納得して入院するにしても、突然異常な行動に出てしまうことも多く、上尾の森診療所の体制では対応しきれません。

それでもなんとかここで治してほしいと、家族に泣きつかれることもありました。どうしてもというときは、個室に家族同伴で入ってもらいます。そうすると、ご家族も数日のうちに、ここにはそぐわないし、無理であることを理解して、精神科病院に入院させる決心をしてくれることになります。

数年前から、原則として初診の方についてはあらかじめ電話で相談内容をうかがい、そのうえで来ていただく日時を予約するというように、初診のみ予約制にしています。一日に受ける新患の数も制限しました。「来る者拒まず」からの路線変更です。電話の段階で、精神科病院への入院が必要になりそうなケースであれば精神科病院を、高齢者やアルコール依存症など、それぞれ専門的な治療が必要なケースはしかるべきところをご紹介して、当院への受診が二度手間にならないようにしました。

だいぶ整理がついてきたとはいえ、それでも外来患者さんの数は多く、待ち時間も長くて迷惑をおかけしています。要するに、まだまだ需要に供給が追いついていない感じです。もっと一人ひとりの患者さんをゆっくりとていねいに診察できればと思うのですが……。

デイケア

桶川分院でデイケアを始めるにあたり、いくつかの診療所のデイケアを見学して、そこでの経験や意見を聞かせてもらったりして私がたどり着いた結論は、安定したデイケアを作るためには、やはり「統合失調症圏」の患者さんたちを主たる対象とせざるをえないということでした。

ところが、私の思惑どおりにことは運ばず、ティーパーティー参加者がデイケアに参加する流れですから、どうしても「軽症圏」の方たちが多くを占めることになりました。医師としては、病状が安定していて、対人関係でトラブルを起こすことの少ない「統合失調症」の患者さんをデイケアに紹介したいと思うのですが、そういう方は少ないのです。だから、利用者をある程度確保するためにも、多少病状が不安定で対人関係でトラブルを起こす可能性の高そうだと思える「軽症圏」の患者さんでも、デイケアに依頼することが多くなってしまうのでした。

その結果、「統合失調症圏」と「軽症圏」が半々に混ざり合ったデイケアになりました。この点は、あとで始めた本院のデイケアも同様です

若い「軽症圏」の方たちは入れ替わりが多く、デイケアの中で彼、彼女ができた途端来なくなってしまい、いったいなんのために利用したんじゃイ！　と言いたくなる人すらいるのですが、とにかく数が多いので、結局はいつでもおおむね半分を占めているということになります。そして、意外なことに、安定した長期利用者の中に「軽症圏」の方たちがいらして、彼らが核となって「統合失調症圏」の方たちを支えるという、予想にはなかった状況も見られるようになったのです。

どうしても集団になじめない人はいますし、デイケアの場を壊すような動きをする方もいます。そういう人たちに対してどうしたらいいのかなど、課題はたくさんありますし、機能分化や専門分化といった考え方もあるのですが、少なくともこうした「異種」の人たちがより多く「混ざり合った」デイケアでありつづけてほしいと思っています。いろんな人がいてこその社会です。デイケアという治療の場も、できるだけ社会と同じでありたい

郵便はがき

料金受取人払

杉並南局承認

352

差出有効期間
平成19年11月
1日まで

（切手をお貼りになる必要はございません）

168-8790

（受取人）
東京都杉並区
上高井戸1—2—5

星和書店
愛読者カード係行

書名　**ゆるゆる病棟。**

★本書についてのご意見・ご感想

★今後どのような出版物を期待されますか

書名　**ゆるゆる病棟。**

★本書を何でお知りになりましたか。

1. 新聞記事・新聞広告（　　　　　）新聞
2. 雑誌記事・雑誌広告（雑誌名:　　　　　）
3. 小社ホームページ
4. その他インターネット上（サイト名:　　　　　）
5. 書店で見て（　　　　）市・区・県（　　　　）書店
6. 人（　　　　）にすすめられて
7. 小社からのご案内物・DM
8. 小社出版物の巻末広告・刊行案内
9. その他（　　　　　）

（フリガナ）

お名前　　　　　　　　　　　　（　　）歳

ご住所（a.ご勤務先　b.ご自宅）
〒

電話　（　　　）

e-mail:

電子メールでお知らせ・ご案内を
お送りしてもよろしいでしょうか　（a. 良い　b. 良くない）

ご専門

所属学会

Book Club PSYCHE会員番号（　　　　　）

ご購入先（書店名・インターネットサイト名など）

図書目録をお送りしても
よろしいでしょうか　（a. 良い　b. 良くない）

と考えているのです。

小児精神科外来

分院では、小児精神科（小児相談室と称しました）の外来を開きました。開業当時から現在に至るまで、精神科医療において、救急医療と児童〜小児医療が十分に整備されていないことが大きな問題であると、関係者は認識しています。

開業してからどのような訴えの患者さんでも、「来る者拒まず」と言ってきましたが、いくらなんでも、知識は多少あったとしても経験のない子どもの治療を引き受けることはできませんでした。それでも、高校生は診ているので中学生なら……、などと、どうしてもと請われて「とりあえず一度だけ診察しますが、あとは専門のところに行ってくださいね」と言って、ついついエスカレートして小学生を診る機会があったりする中で、なんとか子どもの精神科医療に寄与したいという思いが募っていきました。そこで、分院開設にあたり、不採算を覚悟のうえで、専門のスタッフを招いて小児精神科外来を開くことになったのです。

このときも、子ども専門のデイケアを行っている診療所を見学したりして内容について検討したのですが、結局は医師と心理士との連携という形以外のものはできず、不採算だけれども宣伝効果はあるだろうということで挑戦することになりました。そして、あっという間に新患の予約が何か月も先という事態に至り、残念ながら電話帳やホームページなどの看板からは下ろさざるをえなくなってしまいました。今も続けてはいるのですが、ニーズに応えることのできないもどかしさを感じています。

埼玉県内には子どもの入院治療に対応できるところはなく（ようやく平成十八年度に県の病院に小児精神科病棟ができることになりましたが、三十床では県外の病院に入院している子どもたちを引き受けるだけでいっぱいになってしまうとも言われています）、私たちは、一度小学生を同時期に二人入院させたことがあったのですが、とても対応しきれるものではなく、懲りてしまいました。いくら病棟も小社会とはいっても、子どもの治療だけは環境的にも専門性が必要なのだと痛感したしだいです。

やはり、すでに指摘されているように、大学での教育にきちんと小児精神科を取り入れること、時間や手間のかかる治療が経済的に成り立つように国として力を入れることなど、制度の問題として考えなければならないという思いを強くしているところです。とてもとても一民間医療機関でなんとかできる問題ではありません。

入院治療

入院治療の内容は、経験の積み重ねによって少しずつ整理されてきましたが、基本的な部分はそんなに変わっていないつもりでいます。すなわち、

①本人の治療意欲が少しでもあることを入院受け入れの最低限の条件とする。

②できるかぎり治療者サイドからの管理・制限を廃し、患者さんたちの自主性を重んじる。

③日常の生活に近い環境の中で治療する。

といったところです。本人が入院治療を希望していることが原則ですが、しばしば例外もあります。「入院はしたくないが、家族がいっしょならいい」という場合です。母親に依存して一人ではいられない思春期の患者さん、高齢でとても不安が強い患者さんなどの場合、家族同伴で入院していただきます。はじめは家に帰りたがっていた方でも、少しず

つ中の様子がわかってなじんでくると、一人での入院生活に耐えられるようになるのです。

ところで、一回の入院治療で、その人の治療が完結することはめったにありません。たいていは、長い外来治療の中の一部にすぎません。上尾の森診療所では、入院治療を織りまぜながら、患者さんとのおつきあいを続けることができます。そういう治療の一部としての入院治療のパターンをいくつかご紹介いたします。

主婦の「うつ病」

脳の疲弊としての大うつ病に属する患者さんで、上尾の森診療所に入院する人は思ったほど多くありません。たぶん、薬物療法の発展と啓蒙の進展による早期発見・早期治療が進んだことによって入院が必要なケースそのものが減っていることと、入院が必要なのは自殺の危険性が高い場合がほとんどなので、やはり閉鎖処遇が必要になることが多いということなのかと考えています。

主婦の場合、入院すると、うつ状態はすみやかに改善します。外来での処方を変えるまでもなく、早晩に躁状態に転じてしまうことすら見られます。むしろ、初期の段階から躁転に注意して薬物の調整を図るくらいです。

いかに現実から離れることだけでも休養になるか、そして、多くの男性は十分に認識していないようですが、いかに家事・育児が大変な労働であるかということを表していると思います。職場としての家から解放されるだけで、元気を回復できるというわけです。

うつ状態が改善すると、彼らは患者さん同士で連れ添って散歩や買い物、カラオケなどに出かけるようになります。それはそれでとてもいいことなのですが、ここから先が問題です。大うつ病、内因性うつ病の方であればこれでめでたく退院となるわけですが、このへんから奥底に抱えていた人格レベルの問題が顕在化しはじめる人が多いのです。

のびのびと過ごすことが高じてやたらと買い物をするようになったり、男性患者さんと常識を逸脱して親しくつきあうようになります。医師や心理士をはじめとする治療スタッフに対して、極端に依存する一方で、過大な期待や要求をして、受け入れられないと、激しく攻撃したりします。院内ではすっかり元気なのに、退院が近づくと病状が悪化して、現実に戻ることを拒否する心理が働くこともあります。そして、親や夫との葛藤が表面化して、離婚問題などに発展してしまう場合すらあるのです。

いずれにせよ、こうなるとパーソナリティレベルの問題を治療の俎上《そじょう》に載せざるをえなくなります。外来治療では見えにくい、依存し、退行することによってはじめて病理がえぐり出されるのは入院治療ならではの治療展開です。私はこれを「うみが出る」と称して、本人と家族に説明します。一時的な改善にとどまってなかなかすっきりしないケースでは、このプロセスが必要なのではないかと考えています。

ここからが治療の本番です。あらためて家族にも来てもらい、本人とともにどういう病気でどのような治療が必要なのかを認識してもらうことが主たる治療上のテーマになります。治療の「仕切り直し」と言ってもいいでしょう。カウンセリングでもグチを聞いてもらって楽になるというだけではなく、自分を見つめるというつらい作業に取り組んでもらうことになります。

「人格障害」——特に思春期境界例

上尾の森診療所に圧倒的にたくさん入院してくるのは、「人格障害」の範疇に入る人たちです。「人格障害」という診断名そのものにいろいろと議論がありますが、ここではそれには立ち入らないことにいたします。ただ、例えば神経症性うつ病や気分変調症という診断を受けた方やパニック障害の方でも、よくおつきあいしていくと「人格」レベルの問題がメインであることが多く、そういう方たちも「人格障害」として考えていること、そしてとりわけ「境界性人格障害」については、一過性にその状態に陥っている場合も多いと思いますし、「人格」は変わりうる、「治りうる」ということを前提として考えていることだけはお伝えしておきたいと思います。

人格障害というより、「リストカット症候群」といったほうが適切なのかもしれません。希死念慮（死にたい）・自殺企図と自傷行為（自分を傷つける）を主症状として入院する患者さんは、中学生から三十歳前後の主婦まで、ほとんどが女性です。

入院に至るのは、本人がつらくて入院を希望している場合や、家族（たいていは親）が持て余して支えきれなくなっている場合、家族関係がこじれている場合などが多いといえます。ほかの医療機関から入院を依頼される場合もよくありますが、初診からいきなり入院ということは少なく、まず外来で様子をみてからということがほとんどです。

彼らの入院治療にあたっては、とりわけ「治療契約」が大事です。まずは入院の目的です。漠然と、「休みたいから」とか「家族とうまくいっていないから距離を置きたい」という目的で入院を希望する人は要注意です。それもりっぱな入院目的の一つではあるのですが、あくまでも入院「治療」なのですから、診療所が単なる居場所の提供をしているわけではないことを知ってもらわなければなりません。そして、具体的な目標を考えていただきます。それをあいまいにしておくと、ずるずると長期化して、診療所が「アパート化」してしまいかねないのです。さらに治療関係もこじれます。

次に、治療を受ける意志があって、かつ薬物療法を受け入れていただくことが大事です。少なくとも治療法について治療者と話し合い、折り合っていかれる方でないと、上尾の森診療所での治療は無理ということになります。そして、ほかの患者さんの治療の妨げになるような行為をしないことを約束していただきます。いわゆる自分を傷つける「自傷行為」や、あるいは他人に害を及ぼす「他害行為」をしないことです。やったら強制退院です。

死にたい、切りたいという衝動を治すために入院するのに、それをやったら退院というのはおかしいという疑問もあるでしょう。しかし、彼らの「死にたい、切りたい」という気持ちには死にたいほどつらいというアピールの要素が半分入っています。逆に言うと、それをアピールする力があるのです。その力のあるところが「精神病」と違うところ、ここではその力を生かして治療するわけです。

具体的には、本人と家族に対して、「死にたい気持ちが募ったとき、切りたくなったときに、行動に移す前にスタッフに訴える努力をしてください。衝動を理性で抑えることができずに行動に移してしまうことが続くようであれば（本人が努力しているかどうかは生活態度を見ていればわかります）、退院していただきます。その場合には、自己コントロールできない人の治療に適した閉鎖病棟への入院を勧めます」といった説明をするのです。

同時に、「精神病」とはレベルの違う、人格形成上の問題、あるいは生き方の問題としての病気ではあっても、衝動が強かったり、それを抑制する力が弱かったりして落ち込んだりするときは、対症療法的ではあるけれど、きちんとした薬物療法が必須だと話します。

それと、初回の入院時には（彼らは一回の入院ではすまず、入退院を繰り返すことが多いのです）、この病気は入院治療ですっかり治るというものではないこと、入院は今後の治療の土台・基礎作りみたいなものであることを伝えます。本人と家族が、どういう病気でどのような治療が必要なのかを理解し、協力できるようにしていくことを目標とするのです。

本人が入院に対して積極的でなかったり、あるいは拒否的な場合には、本人には「一日でもいいから入ってみよう。いやならすぐ帰ってもいい。決して強制的なことはしない」と説得し、家族に対しては、「こういう場所もあって、ここなら入院してもいいと思ってくれればいい。初回は本人が退院したいと言ったら無理に引き止めないようにしましょう。必ずまた入院が必要になるときがあります」とお話しします。

彼らは、二回、三回と入院を繰り返すうちに、当院の入院治療になじんできます。そして、前述の主婦の場合と同じように、慣れるにしたがって自傷行為や異性とのいきすぎたおつきあい、さらには万引きといった逸脱行動を示すようになります。思春期境界例は、目立った逸脱行動はなくても、スタッフとの関わりを求めて看護室の窓口に張りついたりするなど、とにかく手がかかることが多いのが特徴です。

そんな患者さんは、必ず心理士にも担当してもらいます。心理士は、思春期のケースに対しては、お兄さんやお姉さん、あるいは父母のような存在にもなります。

私くらいの年齢になると、彼らに対しては父親的に接することがさほど無理なくできるようで、彼らもそういう私に比較的容易に父親に対するような感覚を抱くようになります。そうなればしめたもので、母親から「はじめてきちんとしかってくれました」と言われるほどにきつくしかったりすることも可能になります。

そして、絶対に欠かせないのが親に対するサポートです。これは主治医が受け持つことがほとんどで、私は本人の診察以上に、親との面接、本人も同席しての合同面接に力を入れています。あとは外来治療の土台作りで、治療上この患者さんはなにがポイントかをつかむことが大事になります。

思春期の場合、不登校が続いていても、必ずしも学校に行くことを目標とはしません。社会的な制約にとらわれずに少しでも成長できるにはどうしたらいいかを考え、デイケアやフリースペースの利用、習いごと、あるいはバイトを試みることなど、家での過ごし方のイメージを作っていきます。そして、「こんな自分でも生きていてもいいんだ」「生きていてよかった」と思えるようになるまで、死んでしまうことのないようおつきあいをしていくのです。

摂食障害

摂食障害の人たちは、治療関係を築くこと自体が困難です。特に拒食でやせが著しい場合は、関係を築くどころか、受療の継続すら難しいことはいうまでもありません。

しかし、「外来で体重が三十キログラムを切ったら入院だよ」といったリミットセッティングを行いながら治療を継続できているケースでは、いやいやながらも入院を受け入れる場合があります。また、逆に家では過食がひどくて、それをなんとかしてほしいとみずから入院を希望する場合も多々あります。私は、そんな彼らに、なにか治療を施してあげられるとは思いません。しいて言えば、なんとか関係を保つこと、おつきあいを続けることです。入院治療もその中で考えます。

拒食の人たちに対しても、入院時の現状を維持してくれればいいと思っています。すなわち、「どんなかたちでもいいから、今以上に命が危険な状態にならない程度には栄養を補給してください」と、それだけ伝えてあとはしんぼう合戦です。体重増加など望まず、ひたすら悪化しないことを祈るのみです。少しでも食べてほしいし、身体状態が改善されてほしいという思いを隠しはしませんが、食べることを強制はしません。

彼らは親の愛を渇望しているのです。言い換えれば親との関係がこじれていますから、いやがることを強制して今以上のストレスを加えることさえしなければ、親と離れる入院を受け入れます。でも、たぶん閉鎖処遇の精神科病院にはなじみません。上尾の森診療所のような環境だから入院を続けてくれるのです。ほかの患者さんたちと交流して入院生活になじみ、家に帰ろうとはしなくなります。そのうちに、たいていの人たちは過食に転じていきます。そして、そもそも過食がつらくて入ってきた人たちと同じく、なんとかしてほしいと受療動機が芽生え、治療の継続につながっていくのです。

過食に対しても、同様に制止はしません。食べたければ食べるがいい、吐きたければ吐くのもしょうがないという対応をしています。ただし、できる協力はするので、こちらにしてほしいことは言ってもらいたいと伝えます。食べはじめて止まらないときに止めてほしいという希望には、看護師が対応します。過食を直す薬がほしいという希望に対しては、衝動を抑えるための薬と説明して、抗うつ薬や抗不安薬・抗てんかん薬、ときには抗精神病薬を処方します。食べ物を買ってしまうから、と本人が希望すれば外出禁止にします。

そして、親との面接、合同面接を行います。こういった作業を経る中で、本人と親との関係が少しでも改善しはじめればあとはなんとかなっていくと思っています。

引きこもり —— 家庭内暴力

引きこもりといっても、内容はさまざまですが、親に対する暴力がひどく、病院に相談しようと誘っても応じないとき、家族は本人を入院させることを考えます。そこで「本人が来ないかぎり相談には乗れません」と断る医療機関が多いこともあって、入院施設を持つ当院に来る家族はほかより多いのではないかと思います。

統合失調症など、薬物療法が一義的に有効で、強制的治療が必要であることがはっきりしている場合を除いてお話しします。

上尾の森診療所では、本人が受診を拒否していても、家族（たいていは母親）に通院していただきます。そして、医師と本人との間のメッセンジャーを務めていただき、本人が服薬を納得してくれる場合には気分の落ち込みやイライラを軽くするための薬を持っていってもらいます。

親にもカウンセリングを受けていただき、本人への対応についてだけでなく、ご自身のことについて考えていただくこともあります。さらに、このこともとても大事なのですが、「がんばって子育てをしてきたつもりなのに、こんなふうになってしまって……」と心を痛めている親たちを決して責めず、支えるのです。親に薬を飲んでいただくこともよくあることです。そして、こうした作業を必ず本人に伝えてもらうことが肝要です。

このようにして根気よく家族との接触を続けていくと、たいていはいつか本人が受診してくれるようになり、その後の展開につながっていきます。しかし、そうはうまくことが運ばず、服薬も拒否して親への暴力がやまず、家族としての日常生活を維持することが困難な状況に追い込まれることもあります。

このようなシビアなケースでは、暴力の対象になっている親に一時的な避難（家を出て親せきの家とかビジネスホテルに泊まること）を試みてもらい、それでも改善しない場合には、親がアパートを借りたりして中期的に家から離れることを勧めるのが、「家庭内暴力」の「専門家」のかなり一般的な対処方針になっているのではないでしょうか。

さて、そこで、上尾の森診療所の場合には、その暴力の対象になって消耗しきっている親に避難も兼ねて入院してもらうのです。依存と攻撃の対象が、入院してしまうわけですから、自分が被害者というだけでなく、加害者でもあるという現実を受け入れざるをえなくなってしまいます。このことによって事態が多少なりともいい方向に展開しなかったケースはほとんど記憶していません。上尾の森診療所特有の展開として、親と入れ違いに本人が入院することになったということすらありました。ベッドを持った診療所だからこそ、こういったダイナミックな展開が可能なのだと思っています。むしろ、「病気でない」人が入院できるといった展開が可能なことにこそ、有床診療所ならではの存在意義があるといってもいいのかもしれません。

第三節　私の臨床についての考え方

上尾の森診療所までの道程

自分が望む臨床のできる病院を作りたい。でも金はない……。そんなところからの出発でしたが、なんとか有床診療所の開業にたどり着きました。精神医療はこうあるべきだとか、臨床はこうありたいと思いつつも、日々の仕事の中でできることはそのごく一部であることはあたりまえのことですが、上尾の森診療所は私がいろいろ考えてたどり着いた一つの集約点です。それを語るには、自分が歩んできた二十五年間を振り返る必要があります。

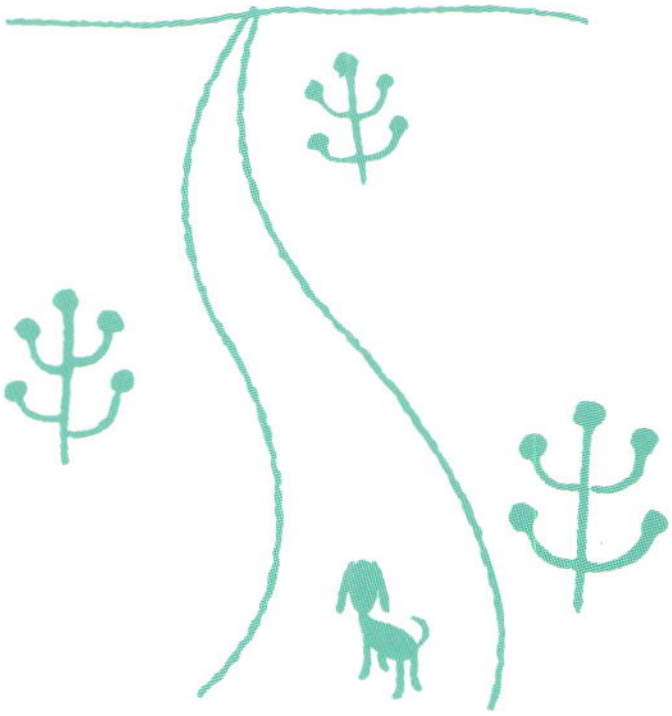

大学病院の開放病棟

通称「赤レンガ」、東京大学医学部附属病院精神神経科、その赤レンガ造りの建物の表玄関から入ると地下一階、裏から入ると一階という半地下一階のワンフロアを占める病棟（当時）が、精神科医としての私の原点だと思っています。

学生時代、いわゆる「反精神医学」に接し、精神医療の実状を批判する運動にかかわっていた私は、あらゆる先入見を排して病者と出会いたいという思いから、精神科の勉強をほとんどしませんでした。そんな私が入った「赤レンガ」では、医師という立場だけでなく、看護師、ケースワーカーなど、精神科臨床にかかわるとてもたくさんの仕事を体験することができました。そして、研究、教育には無縁でしたが、政治的な運動も含めて精神医療をめぐるさまざまな問題に関与したことが、私の精神科医としての、いや、医師としての基盤を形作ったと考えています。

入院患者数二十人前後、男女混合の開放病棟、規模は上尾の森診療所と同じですね。あとになって思えば、本来閉鎖病棟で治療したほうが本人にとってもいいと思われるような症状の激しい患者さんについても、できるかぎり開放処遇下でがんばりきろうと努めていました。結局は精神科病院に転院を余儀なくされることも多かったのですが、開放処遇での入院治療の可能性や限界を知ることができました。

看護師が足りなかったために、当直の夜は医師としての仕事だけでなく、検温・検脈や清掃・シーツ交換ばかりか、失禁のあと始末、摘便までやりました。もちろんケースワークもします。一人暮らしを目指す患者さんのアパート探しを手伝い、いっしょにそのアパートに泊まってみるなどということも試みました。

一方では、東大精神科医師連合の一員としていろいろな活動に携わりました。医療被害、人体実験的な研究の批判、精神病院の不祥事件、日本精神神経学会の活動等々です。そういえば、厚生省（現・厚生労働省）による精神衛生実態調査に反対する運動などというのもありました。

それまでの精神医療のありようを少しでも改善したいという若く純粋な思いに基づき、できるかぎり治療者と患者さんが対等な立場に立って「治療」を進めたいと、臨床的にも壮大かつ無謀とも思える試みを行っていたのです。

「赤レンガ」での試行錯誤は、患者さん本人にとってマイナスをもたらした面も多々あったかもしれません。でも、その体験は「あくまでも目の前にいる一人の患者さんのために……」という基本姿勢を確立し、次に述べる「精神病院体験」と対をなして私の原点を築きました。

R病院

「赤レンガ」で働きつつ、私は埼玉県都市部郊外に位置する三百床弱の精神科病院（当時）にパート勤務しました。就職したころの印象は、今も強烈に残っています。

まずは、経験したことのある人にしかわからない、病棟に足を踏み入れたときのにおいです。汗や体臭・糞尿に消毒液、そして、おそらくは患者さんたちの尿から排泄されると思われる向精神薬の臭気が入り混じった「精神病院」独特のにおいです。

次は大きな畳部屋です。古い柔道場のような薄暗くて汚れた広い畳部屋に、何人かの患者さんがいます。壁に向かってあぐらをかいて座っている人、動物園の熊のように部屋の中をゆっくりと歩き回っている人、ぶつぶつひとり言をつぶやいている人……。何人かが部屋をのぞきこんでいる私に目を向け、そのうちの一人二人が、「アンタだれ？」「先生？」と声をかけてきます。

私は病棟の食堂、灰皿の置いてある一隅で一服しはじめました。すると、何人かの患者さんがサーッと集まってくるではありませんか。私が吸い終わったタバコの吸いさしを奪い合うのです。以後、私は食堂でタバコを吸うことができなくなりました。当時、患者さんたちのタバコは一日に何回か、決められた時間に一人一本ずつ配られ、火をつけてもらって吸うという決まりだったのです。

大雨が降ると水浸しになる部屋もある木造の古い建物、冷暖房も不備、そんな病院でした。何年も入院しつづけている長期在院者が九割方を占め、掃除や調理場から病棟に食事を運ぶ配膳は患者さんたちの「仕事」となっていました。

女子病棟で長期在院者を三十人ほど受け持ったとき、私は一年内に一人退院にこぎつけようと目標を立てました。ところが、病院から外に働きに出ていた方は、家族も協力的だったのですが、退院が近づくにつれてどんどん病状が悪化してしまい、退院をあきらめざるをえませんでした。また、いつも静かに座っているだけで特に訴えのないそとした若い女性は、少し強引に退院にもっていったところ、退院当日突然親への激しい攻撃を始めてしまい、結局ほかの病院に入院する羽目になってしまいました。境界性人格障害であることが、退院という状況の大きな変化の中ではじめて顕在化した、極めて印象的な体験でした。

当時、こうした病院内の状況はごくあたりまえのことでしたし、今でもこのような古い体質を残した病院はめずらしくないものと思います。長くその中にいると、「住めば都」で、慣れてしまうものです。それに、私はそこで薬物療法や電撃療法、強制治療の技法など多くの実際的な臨床技術を学び、法的な問題や社会復帰についていろいろと考える機会を得ました。でも、やはりはじめに感じた、「こんなところがあったのか。これではいけない」という自分の印象を決して忘れてはいけないと思っているのです。

ちなみに、R病院は、私が六年間勤めてやめたあと、改築されて急性期の患者さんの治療を担う県中央部の中核的な病院に変身していることを申し添えておきます。

Q病院

R病院のあと、私は東京都内の住宅地のど真ん中にある、百床弱の病院に常勤として勤めました。鉄筋三階建て、全館冷暖房完備で半分は開放病棟です。少ししか開かないようになっているとはいえ、窓に鉄格子はありません。ケースワーカーと呼ばれていましたが、臨床心理士もいます。病棟ミーティングでは、患者さんたちとの話し合いが行われています。地獄から天国に引き上げられた感覚でした。

ここでは、神経症圏や思春期の入院治療、そして開放処遇と閉鎖処遇の使い分けを学びました。ほかの病院や、作業所など社会復帰施設とのおつきあいはこのころようやく始まったと思います。山田とはじめていっしょに仕事をしたのもこの病院でした。ここの開放病棟が上尾の森診療所のモデルといっていいでしょう。

P診療所

一九八三年、先輩二人が始めるP診療所に勤めさせていただけることになりました。JRの駅のすぐ近く、ビルのワンフロアにBGMの流れるしゃれたクリニックです。みんながここで一杯やりたいね、と思うようなすてきな雰囲気です。

一つのところで医者と心理士が組んで仕事をする駅前クリニックという点では、草分けといってもいいくらい新鮮な臨床現場でした。

医師・心理士のネットワークを頼りに始めているので、初期は大学などからの紹介による若い患者さんがほとんどでした。中には初期の統合失調症の方もまぎれこんでいますが、多くは神経症圏、うつ病圏です。しかもたくさん来ます。

若い患者さんが、彼氏や彼女といっしょに精神科を訪れるのをはじめて見て驚きました。そして、患者さんが家族にないしょで来るという、病院とは逆の現象に出会ったのもここがはじめてでした。一人の患者さんに対して医師が薬物療法、心理士がカウンセリングを担当して、連携して治療にあたるスタイルもここで学び、東大病院やQ病院にも持ち込みました。

総合病院（S病院）の心療内科外来

S病院で心療内科の外来を始めることになり、私が一九九〇年から週一回勤めることになりました。ゼロからのスタートでしたが、あっという間に患者さんの数は増えていきました。私自身は厳密な意味で心療内科のトレーニングを受けたことがあるわけではありませんし、実際そこに来る患者さんについてその必要性を感じたこともありませんでした。しかし、やはりこの外来には心身症レベルの、精神科クリニックよりもさらに「軽い」方がたくさん来られます。そして、「精神科」よりも「心療内科」、とりわけ総合病院の「心療内科」だとさらに受診しやすいのだと実感できました。

そして有床診療所へ

私は、自分の履歴が精神医療の歴史をたどってきていると思っています。従来の収容所型精神科病院に始まって、開放型病院、そしてクリニックというぐあいにです。

その経過の中で、ふだんの仕事の主なテーマは、統合失調症者の社会復帰問題から、思春期問題へと変わってきました。どちらも社会のありようと無関係には考えられないし、一人の医師、一つの医療機関ができることには限界があります。でも、私は時代のニーズに応えれば精神医療の改革に寄与できると考えました。それが、有床診療所の開業だったのです。

上尾の森診療所は、資金がないという現実的要請だけでなく、私の職歴の流れのたどり着く先、必然的帰結だった、といっていいのだろうと思っています。

疾病・治療モデル —— こころの病気と治療

私は、「研究」と「教育」にはほとんど無縁ですが、上尾の森診療所を始めてから地域でのさまざまなおつきあいが始まる中で、いろいろな場でお話をする機会が増えてきました。

そのほとんどが「こころの病気と治療」というテーマです。

「こころ」「精神」とは？

まず、ヒトという生命体について、「こころ」と「体」、「精神」と「身体」とに分離して考えず、一つの統合体・システムとしてとらえます。そして、心臓や肺、神経・血管などさまざまなパーツからなる個体の中枢をつかさどる司令塔（マザーコンピュータ）が、脳という一つの内臓であると考えます。

脳は、生命維持に必要な最低限の機能をつかさどるとともに、外界からの刺激を情報としてインプットし、それに対する個体としての存在をよりよく維持するための対応を指示します。言い換えれば、従来の「こころ」とか「精神」といったものは、おおむね「脳」という内臓にあたると考えるのです。

「病気」とは？

「システムの一部が故障して、個体としての存在を維持・継続していくことが困難な状態に陥り、社会の中での日常生活に支障をきたしている状態」を「病気」と考えます。

その成立には、病気になりやすいその人自身の素因（これを「個体因」といっておきます。遺伝子レベルのことといっていいでしょう）と、その人の置かれた環境も含めて、その人に加わる外からの刺激（「環境因」とします。ストレスといってもいいでしょう）とのからみ合いが関与します。

「骨折」を例にとりましょう。骨に打撃が加わったとき、その打撃が「環境因」です。骨がその打撃というストレスに耐えうる強度を持っているかどうかによって、「骨折」という病気にまで至るのか、打撲傷、あるいは無傷ですむのかが決まります。その骨の側の要素が「個体因」というわけです。持って生まれた骨の強さだけでなく、性や年齢、日ごろの食生活や運動などによってそのときの状態が規定されてきます。

次に、「風邪」について見てみましょう。「環境因」である風邪ウイルスに対する抵抗力（個体因）は、親から受け継いだ遺伝子のレベルで個人差があります。そして、疲れているときなど、入りこんだウイルスがその人の抵抗力を超えたとき、「風邪をひいた」状態になる、すなわち発病したと考えるのです。

ちなみに、「症状」はシステムに故障が起きたことを脳が知るためのサイン、いわばシステムに備わっている防御反応といえます。骨が折れたときに痛くなかったり、どこかが切れたときに赤い血が出なかったら困ったことになりますよね。風邪をひいたときの熱やせきなどの症状もウイルスをやっつけるために戦っている反応なのですから、それ自体をむやみに抑えることには慎重でなければなりません。

こうして、いかなる病気も「個体因」と「環境因」のからみ合いの中で発生すると考えるのですが、発症に至る要因に占めるそれぞれの割合が疾患によって異なります。血友病など、メンデルの法則に従うようなはっきりとした遺伝病は、「個体因」がほぼ百パーセント近くを占めるわけですが、それでもなおかつ生活に支障をきたすという意味での病気として考えれば、いくらかの「環境因」も関係するといえるかと思います。

一方、風邪などの感染症は「環境因」がほとんどということになりますが、やはり親から受け継いだ風邪をひきやすい体質、すなわち遺伝子レベルでの「個体因」も関係します。そして、先ほど述べたようにウイルスが入り込んだときに寝不足で疲れていたといった、そのとき特有の「個体因」もからみます。

高血圧、糖尿病も、以前は遺伝的レベルでの「個体因」が強調されていましたが、最近は子どものときからの食生活や運動の程度、あるいは飲酒・喫煙といった「環境因」の関与する部分が注目されてきています。

がんは、その中間に位置していると考えます。遺伝子が関与していることは明らかですが、肺がんにおけるタバコ、大腸がんにおける食物、皮膚がんにおける紫外線など、「環境因」もかなりの程度関与しているようです。

では、次に「精神」の病気について述べましょう。

「こころの病気」「精神病」「精神疾患」とは？

「こころの病気」「精神病」「精神疾患」とは、前述したことをまとめて、単純に「脳の故障」と考えます。

失恋を例にとります。失恋をしてつらくない人はいませんが、友だちにグチったりやけ酒を飲んだりはしても、日常生活はなんとか維持できる場合が多いでしょう。しかし、中には食事がのどを通らず、眠れない日が続いて学校や仕事に行かれなくなったり、自殺を考えてしまう人もいます。ここまできますと、「反応性うつ病」という診断名がつき、なんらかの治療が必要な「病気」ということになります。

この場合、失恋が「環境因」なのですが、それがその人にとってはじめての失恋なのか、あるいは、つきあいはじめて間もない失恋なのか、それとも長年のおつきあいの末のことなのか、などの諸条件によって、「環境因」としての内容・質が異なることになります。そして、性格も含めてその人の脳のストレスに対する抵抗力がどれほどのものか、言い換えると「個体因」としての脳の脆弱性の程度によって、病気になったりならずにすんだりするのです。その「個体因」も、性や年齢、体験、性格などによって変わりうると考えます。

統合失調症や双極性感情障害（躁うつ病）、強迫性障害などは「個体因」の占める割合が大きく、ＰＴＳＤ（外傷後ストレス障害）はほとんどが「環境因」ということになります。また、精神疾患に限らないかもしれませんが、年齢が低ければ低いほど「環境因」の及ぼす影響が大きいといっていいでしょう。

精神科における治療

故障を治すとき、「環境因」を取り除く方法と、「個体因」を修善する方法とがあります。前者の典型が細菌をやっつける抗生剤の服用（薬物療法）であり、後者の典型が故障した部分を除去する外科手術ということになります。これらを組み合わせることが多く、結局のところ、治療とはよい「環境因」を与えて「個体因」の改善を図ることであるということとになります。

精神科の場合も、その比重が疾患によって変わってくるのですが、ほとんどの病気において両方の治療が必要になると思います。

先の「反応性うつ病」を例に見てみましょう。主たる「環境因」である相手が心変わりして恋愛関係が回復されるということがないかぎり、「治療」するしかありません。まず①不眠、②食欲不振、③抑うつ気分、④意欲減退などの症状を改善するために、抗うつ剤や睡眠剤などを投与します。よい外的刺激（環境因）としての薬物は脳の故障した部位に作用して、少なくとも①と②を改善し、③と④も多少は軽減するかもしれません。症状が重ければ、仕事や学校を休ませることも「環境因」の面からの治療ということになります。

こうした治療だけでは改善しないことがあります。①と②は改善しても、③と④がいつまでも続くのです。「個体因」が大きい場合、すなわちその人の脳の脆弱性が強い場合です。このようなときに、精神療法や心理療法・カウンセリングが大事な治療法となってきます。失恋という事態に対してどう対処していったらいいのかを考えるだけでなく、自分の生き方そのものを見つめ直す必要があるかもしれません。あるいは、どうしても前向きになれない性格を少しでも変えるために、認知行動療法を受けるのがいいのかもしれません……。

自分で考えるだけでは限界があり、解決できなくてこうした治療を受けたとき、やはり脳はよい刺激を受けて、さまざまなレベルで良好な変化をきたし、うまくいけば故障が修復されるにとどまらず、ストレス耐性もアップしていくことになるのです。

以上、精神科治療の大きな二本柱としての薬物療法と精神療法について、図式的に提示してみました。

統合失調症では、「個体因」の遺伝子レベルにダイレクトに作用してそれを改善させる薬物療法の重要性が高く、神経症症状に対しては、今のところ「環境因」としての精神療法・心理療法の重要性が高く、薬物療法は症状を改善する対症療法・補助的治療であるといえると思います。

また、発症した年齢が低ければ低いほど、薬物という物理的な刺激によって「個体因」そのものを変化させる治療よりも、親が温かく接するといった「環境因」からの治療の比重が高くなると考えていいでしょう。

「治る」ということについて

ところで、「治る」とはどういうことなのでしょうか。これも、考えはじめるときりがないとても難しい問題だと思います。

「環境因」の要素が大きければ大きいほど、故障が〝直って〟もとに戻ればいいと考えますが、必ずしもそうとは言いきれません。「不登校」（大人であれば「出勤拒否」でしょうか）がそのいい例です。

「不登校」は病気ではないという議論もありますが、初期には腹痛や頭痛などの身体症状も出ますし、ここでは二〇二ページ「『病気』とは？」で述べた定義によって病気と規定します。

この場合、もとに戻って学校に行けるようになることだけが「治る」こととはいえません。学校という「環境因」について考えざるをえないのです。荒れた教室になんの故障も生ぜずに適応できる子どもは、強いのかもしれないけれど、もしかしたら環境刺激に対する感受性が鈍いだけなのかもしれません。逆に、故障して登校できなくなる子のほうが「人間らしい」のかもしれないのです。

要するに、治療者としてかかわる私たちは、故障の原因となった学校、さらには社会全体の状況に思いをはせざるをえなくなります。もちろん、失恋の相手に考え直してもらうことが難しいように、多くの場合すぐさま状況を変えることはかなわないわけですから、結局は「個」と「環境」との関係性の中でその人にとって「治る」とはどういうことなのかを考えるしかないということにたどり着きます。そして、薬物療法で拒否反応としての身体症状が改善しなかったり、あるいは改善しても登校には結びつかない場合、学校には行けなくてもその子なりに成長していけるにはどうしたらいいのか、と「治る」ことについての発想を転換しなければなりません。

ニートについても、彼らの社会参加を促すことが唯一の「対策」であるとは思えません。彼らが参加できずにいる社会そのものを視野に入れないかぎり、「治療者」として彼らと向き合うことはとてもできないと感じています。

今のところ、そのときその人に与えられた環境の中で（環境を変えるについては限界があるという前提です）、その人がそこそこに納得できる生活を獲得することが「治る」ということであり、そのプロセスにプラスになるようにお手伝いするのが「治療」であると考えています。本人が「納得」していても、周囲が「迷惑」と感じて、強制治療を発動する場合がありますが、この場合にも「迷惑」に関しては極めて社会的な価値基準が関与しますので、治療者はそのことをきちんと自覚して最大限本人に寄り添う立場に立たなければなりません。

上尾の森診療所における「臨床実践論」

自然治癒力を引き出す

外科医であった私の父ですら、外科手術だって本人の自然治癒を促進する手段にすぎないと言いきっていました。しかし、私たちは専門性を独占するがゆえに、そのことを忘れてしまいがちです。

病気をみずからの問題としてとらえ、早く治りたいという治療意欲の旺盛な患者さんであれば、ちょっとした薬のさじ加減やカウンセリング、環境調整によってたいてい治りはいいものです。ところが、往々にして病気を親や配偶者、あるいは職場など、もっぱら環境のせいにしてしまったり、現実から病に逃避し、無意識ではあれ、治ることを拒否している患者さんもたくさんいます。自分から上尾の森診療所に入院を希望する方に、このタイプが多いような気がします。しかし、その場合でも、好きこのんで病気になっている人はいないわけですから、私たちはどこかに潜んでいるはずの「治りたいという意思」、つまり自然治癒力を信じ、それを引き出すべく治療にあたります。そのためにどうすればいいかを考え、本人とも話し合っていきます。

自傷行為についても、本人がそれを防ぐようになるために努力することを治療の根幹にすえることは、一八二ページの「人格障害」で述べたとおりです。

ただ、高齢の方など、個体因において極めて弱い人については、治療意欲や自然治癒力を引き出すことが困難な場合もあり、本人を支えている周囲の方たちに治ることを拒んでいる心理構造を理解していただいたうえで、可能なかぎりおつきあいしていただくようお願いしたり、あるいは支えている方たちをサポートすることに重点を置くこともあります。

依存と退行

上尾の森診療所への入院は、施設の職員への依存と退行（子ども返り）をきたします。「病気で入院中」という大義名分を与えられつつ、日中の行動は散歩しようがカラオケに行こうが自由。三食昼寝つき、毎日風呂に入れて、悩み事があればスタッフが相談に乗ってくれるのですから、これは天国です。オアシスか、少なくとも温室ということはできます。

個体因において強く健康度の高い人ほど、この天国が現実から乖離《かいり》していて、そこで得られる喜びがいかに薄っぺらではかないものかを感じて、生きていることの喜びをもっと深く実感できる現実生活に戻ることを希望するようになります。

逆に、「いい子」を演じつづけてきてそれが限界に達して挫折した「悲劇のヒロインタイプ」の人ほど、治療者や治療施設への依存を強め、しばしば著しい退行を示します。自傷行為や万引き、行き過ぎた異性との交遊、乱費などという形で現れます。解離症状を呈することもよくあります。

入院するとかえって病状が悪化する現象は、精神科病院への入院でも見られることです。現実から離れることによって抑制が解除されたために、諸症状が表出すると考えていいと思いますが、上尾の森診療所の場合はさらに開放感が加味されるために、いともたやすく依存が形成され、退行という形でパーソナリティレベルの問題が噴出するのだと考えています。

私がこの現象について、「傷口が開いて、うみが出る」と本人や家族に説明していることは一八二ページでも述べたところです。外来治療では表面的な傷の治療にとどまりがちですから、結果的にドクターショッピングするケースが多くなると思います。それで時間がつながれていつしか治っていく人も多く、それはそれでよいのだと思っていますが、軽症圏の「重症例」では、上尾の森診療所に入院してうみが出るプロセスがとても大事であり、必要であると考えています。退行したところから、育ち直し、人格の再構築としての「治療」が始まるのです。

医師と心理士の連携

医師は治療戦略・治療方針を立て、薬物療法を主に担当するとともに、心理士が担当するカウンセリングも含めて治療全体について責任を負います。

ATスプリット（病棟管理医と心理療法主治医が役割を分担する）というほど厳密なものではありませんが、やはり「軽症圏」の治療、とりわけ入院を必要とするようなケースでは、カウンセリングが極めて有用です。その際、医師と心理士の間の信頼関係が成立していることが前提であることはいうまでもありません。

ただし、その信頼関係は臨床的な力量を根拠としたものではないことを強調しておきたいと思います。臨床的良心性（患者を思う気持ちがしっかりしていること）に基づいた協力関係とでもいいますか、互いにおのれをわきまえつつ話し合い、協力できる関係、治療者側の逆転移などについても協同して対処できる関係が大切なのです。

特に上尾の森診療所では、できるかぎり心理士の裁量を重視します。ときには心理士が入退院を決定したり、医師に対して薬物処方の強化を要請することもあるのです。そして、主治医が心理士に対して「私が責任を持つから思うようにやってごらん」と言えることが大事だと考えています。ただし、心理士も本人に治療の根幹にかかわることについては医師と情報を共有化する旨をきちんと患者さんに伝え、看護課ともども治療者側が分断されないように気をつけます。

実際には、経験者同士では阿吽《あうん》の呼吸に任せていて緻密に連携しているとはいえませんが、若い心理士には医師が、若い医師には心理士が、それぞれ教育的・保護的に連携しているのが実状です。あくまでも最終責任は主治医～院長が負うということがかんじんですが、上尾の森診療所には、「医師の指示に従って……」という窮屈さは少ないと思います。

治療構造の構築

精神科臨床は、患者さんの生活に関与するという側面が大きいものです。中でも思春期の精神科臨床は、患者さんの成長におつきあいすることといってもいいかと思います。

その点、不登校や自傷行為などを契機として精神科を訪れた思春期の患者さんの治療を引き受けるにあたって、入院病棟とデイケアを持っていることはとても大きな強みだと感じています。治療者がゆとりを持てて、治療に幅ができます。なによりも、一定の成長を遂げるまでの長い間、外来―入院―デイケアという流れの中で治療を継続し、本人につき添っていくことができるからです。

そうした治療関係を築くために、とりわけ人格障害圏では治療の枠組み作り、つまり治療構造をしっかりと築くことがとても大事であることはいうまでもありません。医師と心理士との連携のもと、入院治療やデイケア利用を織りまぜながら治療関係を維持していくのです。そのためには、家族（親、あるいは配偶者）の治療への参加が不可欠といっていいでしょう。

本人だけが抑うつを訴えて外来通院を続けていて、そこでは「悲劇のヒロイン」のような顔をしているが、実は家では親を責めて家庭内暴力状況であるのを隠している、などということはめずらしくありません。入院した患者さんについてもまま見られることです。このようなとき、本人は家族の治療への参加をいやがる傾向が強いようです。

診察時、本人に「いらいらして家族にあたることはないか」と聞くことによって推測したり、家族が「本人にはないしょにしてください。実は家では……」と実情を訴えることから事態が明らかになったりするのですが、このようなとき、表向きの「いい子」と裏腹に「悪い子」が存在することなど、本人の状況を本人・家族・治療者同席のもとでオープンにし、この三者の間で情報を共有することを確認するという作業がとても大事になります。

家庭内暴力が主訴の場合には、ここに至れば治療のほとんどが達成されたといっても過言ではないくらいです。「先生、また暴れちゃった」「お母さんのことたたいちゃった」など言えるようになればもうしめたものです。彼らも好きこのんで家族に暴力をふるっているわけではないのですから、あとは対策を話し合えばいいのです。そして、主治医の責任のもとで、医者は主に薬物療法を行い、カウンセリングで内面的なことを支え、必要に応じて親にもカウンセリングを受けていただく、といった治療構造を確立していきます。

「もう一度自傷行為をしたら……」「体重が三十五キロを切ったら……」などというよう

な限界設定をして、破ったら上尾の森診療所に入院させ、そこでもだめなら閉鎖病棟へ入院させるといったぐあいに、治療の場についても構造化していくのです。

さて、親にもカウンセリングを受けてもらうと言いましたが、親、特に母親が「看病疲れのうつ」に陥ることはよくあることですし、患者さんの年齢が低ければ低いほど、親の「治療」が重要になることは当然のことです。

その際、心理士の担当は親子別々であるべきですが、担当医については必ずしも別である必要はありません。むしろ、治療の効率性から言っても同じであるほうがいいように思います。主治医が家族全体を担当する、というイメージです。

入院治療の場合、このような治療の構造を作り上げることそのものが目標であることも多いのです。

第四節　上尾の森診療所の周辺

開業してから、本業のほかにいろいろな仕事に携わる機会に恵まれました。はじめて経験する仕事ばかりだったのですが、そのことによって、自分の臨床の幅がずいぶん広がったと感じています。看護学校での講義、知的障害の療育手帳の判定、市民対象の講演等々です。その中でも特に私にとって大きなことは、「あげお福祉会」の活動と児童の分野へのかかわり、そして「埼玉精神神経科診療所協会」に集う仲間とのおつきあいでした。

あげお福祉会

社会福祉法人あげお福祉会については、現在のところ私が理事長を務め、山田は理事としてかかわっています。それだけでなく、上尾の森診療所での勤務を経て、「あげお福祉会」のスタッフになっている人もいますし、直接運営に携わるという形でなくても、たくさんの職員が寄付やイベントへの参加など、陰ながらもその活動を応援してくれています。

上尾の森診療所の臨床は、どうしても「軽症圏」が主たる対象になっています。一方、わが国の精神医療の最大の課題が、「社会的入院」の解消、つまり精神科病院に長期間入院している人たちの社会復帰の促進であることは言を待たないことです。私も、いつかは精神科病院に戻ってその活動に参加したいと思っていました。その意味で、上尾の森診療所での日々の仕事には、なにか負い目といっていいような感覚が伴っていました。そこに舞い込んだのが作業所作りの話だったのです。

無報酬のボランティアであるということだけでなく、精神障害者の社会復帰問題にかかわる地域の運動に参加できるということが、日常診療では得られない罪滅ぼしのような意味合いを私に与えてくれました。活動を主として担っている方々に対して失礼かもしれませんが、それが率直な思いでした。そして、疲れ果てた体を引きずって参加した会議は、無欲に新しいものを造り上げていこうとする人々の熱気にあふれていて、オアシスで乾いたのどを潤すように私にさわやかなエネルギーを吹き込んでくれるのでした。

医者という社会的ステータスを最大限利用させていただくという気持ちで、今でも代表を務めているのですが、作業所に始まって、授産施設、地域生活支援センター、グループホームと活動内容が広がっていく中で、すでにこの仕事は片手間でやれることではなく、私の仕事のとても大きな部分を占めるようになっているとの自覚を持つに至りました。

そして、やる以上は、次に述べる子どもの問題とも関係してくるのですが、従来の統合失調症を主たる対象としていた「精神障害」にかかわる活動に限定することなく、「引きこもり」や「児童虐待」なども視野に入れた幅広い活動ができればと思っています。欲張りのように思われるかもしれませんが、三障害統合が叫ばれながらも、国としては「福祉切り捨て」「弱者切り捨て」に向かいそうな現在、これからは医療、保健、福祉といった領域や、疾患、障害、社会現象といった区分けを乗り越え、一人ひとりを大事にするために幅広いネットワークを築いて活動していくことが必要とされると思うのです。

子どもの問題

以前から子どもの精神科臨床の必要性を痛感していて、分院で専門外来を開いたわけですが、子どもの問題は開業するまでまったくかかわり合いのなかった分野です。開業してまもなく、児童相談所で知的障害の判定の仕事をさせていただくことになりました。もちろんほとんどなにも知らないに等しいので、ひたすら職員に教わりながら仕事をしていたのですが、ここでたまたま事例検討の対象になった小学生の治療をみずから引き受けたことが、子どもの問題に関心を持つ一つの契機になったのです。

疾患、家庭内暴力、家族病理、学校や地域の問題、入院の必要性など、実に多くの要素を含んだケースでした。そのときの感想が、子どもの臨床は本質的におとなと異なるわけではないが、本人を取り巻く環境、すなわち家族・学校・地域とのかかわりが大きい分、制度全体を国として考えていただく必要があるということでした。

そして今、児童自立支援施設「埼玉学園」にかかわっています。月一回、二時間、医務室で診察して投薬するという契約の嘱託医になってからまだ三年目ですが、また一つ私の精神科医としての、というより人間としての視野を広げる経験になっています。

小中学生が園内の学校で勉強しながら共同生活を行っているのですが、前任の先生から引き継いだ当初、在園している九十人の非行少年・少女たちの中で、七、八人が薬を飲んでおり、診察を受ける子どもは数人に過ぎませんでした。今、治療を受ける子どもはどんどん増えて二十人くらいに及んでおり、とても契約の範囲内では診察をこなしきれません。そのほとんどが「被虐待児」です。愛されることを知らず、心身ともに発達が遅れ、家族の支えが期待できない子どもたちです。症状や診断名はともあれ、このうちの一人でも上尾の森診療所に来たら、エネルギーがかかりすぎて経営に差し障ってしまうと思われるような子ばかりなのです。

「切れやすい」だけでなく、小学校のときから万引きの常習、飲酒、喫煙といった華々しい経歴の持ち主たちですが、一人ひとりはかわいい子どもにすぎません。朝のマラソン、食器洗い、床の雑巾がけなど、現代の子どもがほとんど経験することのない日課に泣かされながら、スタッフの熱心で忍耐強く、でも、けじめある療育のもとで、彼らは私の予想をはるかに超えて成長し、「改善」していきます。生活環境の及ぼす影響がいかに大きいかを目のあたりにしているわけですが、やはり薬物の利用も含めて、医療が役に立ちうることももっと認識されるべきだと感じています。

精神科治療を受けた子どもたちが退園したあとどうなるのか、まだ日が浅いのではっきりしたことは言えませんが、ベテラン職員の話からすると、治療を受けたかどうかにかかわらず、社会の側の受け皿が極めて貧しいために思わしいものではないようです。日常診療の中でこうした施設経験のあるケースにめったにお目にかからないことからも、まだまだ私の知らない、おそらく犯罪に結びつきやすい世界に、彼らが流れ込んでいっているような気がしてなりません。

ここでもやはり、医者としてはもちろんのこと、一つの施設がいくらがんばったところで、できることには限界があるというあたりまえのことを思い知らされたのでした。

埼玉精神神経科診療所協会

開業したちょうどその年に、「埼玉精神神経科診療所協会」が発足していました。高名な先生をお呼びしての勉強会や各診療所の自己紹介など、アクティブに活動を展開していてとても楽しい集まりです。大学の先輩も何人かいますし、会合に参加して会員のみなさんとおつきあいする中で、臨床観や社会的視点において思いを同じくする人もいて、今どきめずらしく連帯感とすら言ってもいいような仲間意識を感じることのできる場です。地域に埋没しがちな開業医にとって、新しい知識・情報を得ることのできる貴重な息抜きの場になっています。

日本精神神経科診療所協会は、千人近くの会員を擁する全国組織で、古い歴史を持つ日本精神科病院協会とは比べものにならないとはいえ、少しずつ国に対してものを言える団体に成長しつつあります。その支部としての活動に参画することも、いい意味での刺激になっています。

第五節　医師として、経営者として、人として

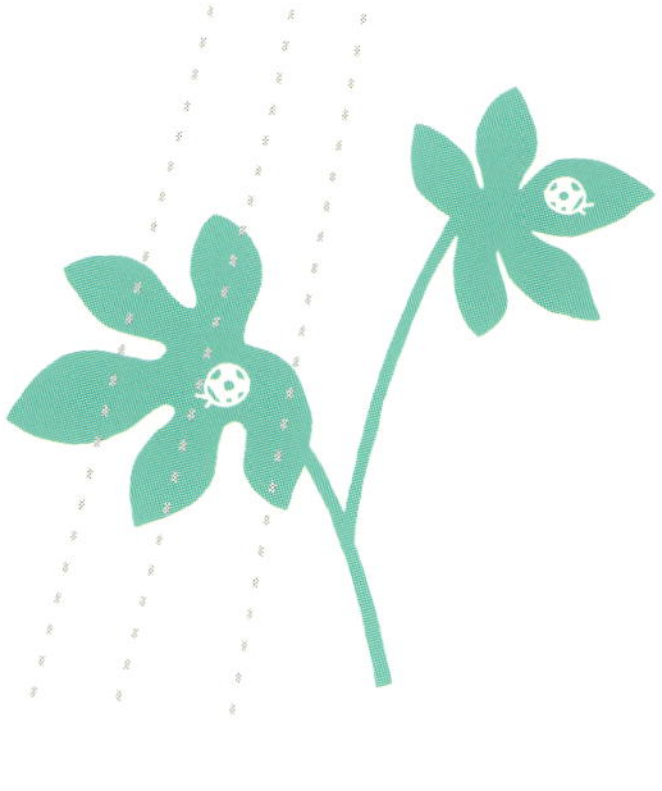

経営について

開業当初、経営者としての自覚は極めて希薄でした。ひたすらしゃにむに患者さんの治療に励むのみでした。とにかく、自分が先頭に立って稼がないと首をくくるしかなくなるのですからしかたがありません。しかし、それから経営が安定し、規模を拡大していくにつれて、さすがの私も孤独なるトップという立場を自覚せざるをえなくなっていきます。

そのとき、なんといっても大きいのが共同経営者としての山田の存在です。一人ではない、二人だからこそ住民の反対運動などに始まる多くのストレスに耐えてここまでこれたのですが、組織を運営する経営者としても、私が「院長」としておおらかかつロマンチッ

クに発想して突っ走り、一方山田が「事務長」役でそれにブレーキをかけたりあと始末をしてくれるのです。少なくとも、普段の会計・経理は山田に任せたきり、銭勘定に関するストレスはいっさい彼にゆだね、人事管理的にも山田が悪役を引き受けて私がいいとこ取り……、という絶妙のコンビです。

私の考える組織運営上の理想は、個々の「努力」に応じた報酬を実現することです。それは現在の社会体制のもとでは実現が困難でしょう。でも、上尾の森診療所がつぶれない許容範囲の中で、可能なかぎり追求したいと思っています。

人として —— 地の利と時の運

医師として、人として、上尾という土地にたどり着いた幸運を強く感じています。まずは、結果的にマーケティングに恵まれたということです。当時、大宮より北には精神科診療所はないに等しい状態でした。たまたま病棟を持つのに適した環境であったということも先述したとおりです。

次に、大宮に隣接する上尾市には、児童相談所、教育相談所など地域ごとに設置されている施設はもちろんのこと、埼玉県に一つしか設置されていない児童自立支援施設とリハビリテーションセンターがあって、これら県立の施設で仕事を経験することができたことです。県立ということでは、すぐ隣の伊奈町に県立精神保健総合センターがあったことも大きな地の利でした。

精神科病院としては、この県立精神保健総合センターと市内に一病院、アルコール依存や老人に強く、「人格障害」圏も受け入れてくれるところも近くにあり、市内の救急病院は過量服薬の治療も積極的に引き受けてくれています（ほかの地域ではなかなか期待できないことです）。

経営的には、国として精神科の外来治療・地域医療を推進することが制度面や診療報酬面に反映されていたこと、いろいろな形でメンタルな問題が取り上げられることもあってニーズが掘り起こされてきていたこと（もちろんそれらを見越しての開業だったわけですが）などが追い風になりました。「あげお福祉会」の活動に携わることができたのも、まさに時の運でした。

地の利、時の運が生きたのも、人に恵まれたからこそのことです。必ずしも良好とはいえない労働条件のもとで働いてくれている上尾の森診療所の職員たち、「あげお福祉会」など、われわれを取り巻くさまざまな活動にかかわっている行政職員を含むたくさんの人々、これからは福祉に関与しなければならないという医師会の先生たち、そしてなによりも私たちを利用してくださっている、あるいはともに活動を担ってくださっている患者さんと家族のみなさん、こうした多くの人たちに支えられて今の上尾の森診療所があります。

今、障害者自立支援法、医療観察法といった法制度の面でも、社会保障費・医療費の抑制という政策の面からも、精神医療保健福祉をめぐる情勢は「弱者切り捨て」という極めて憂慮すべき方向に突き進んでいます。上尾の森診療所も、これからは順風どころか逆風に立ち向かっていかなければならないのだと、強い危機感に身を引き締めているところです。

逆風に耐えて生き残っていくためにも、単に経営のことを考えるだけでなく、今必要とされていることに応えていかなければなりません。そのためには、再々述べているようにシステムや制度、ひいては社会のあり方といった状況そのものに目を向け、関与していく姿勢が必要だろうと考えています。

第四章　上尾の森診療所における臨床
——心理士の立場から

山田　均

常識的な社会人であること

上尾の森診療所という試みの中で、私は一臨床心理士として「患者さん」のカウンセリングを担当し、一方で経営者として診療所の運営をする立場にあります。

臨床心理士の世界では、被相談者を「クライアント」と呼ぶことがあります。われわれは、被相談者を医師のように「診る」のではなく、あくまで同等の視線で相談に乗る役割であることをわきまえるため、「患者さん」とは呼ばない風潮があるのです。言葉の使い方ひとつでその人の臨床に対する姿勢が現れますので、呼び方にも慎重に配慮するべきです。しかし、どうしても医療という枠組みの中で仕事をしていると、医師も看護師も受付も「患者さん」と呼ぶために、心理士である私もこの呼び名になじんでしまいます。また、経営者としては患者さんに対して常に良質な医療を提供できる施設でありたいと願っているため、医師でもないのに「患者さん」という呼び名がつい口から出てしまいます。そこで、普段あまり使わない呼び方よりも、現実に則してここではあえて「患者さん」と呼称しておきたいと思います。

心理士であろうが経営者であろうが、患者さんを診てあげているんだという高みに立ったような、ともすると患者さんを見下すような意識は持ちたくありません。このことに気をつけなければいけないということを、教えられる出来事に出会いました。

あるとき、銀行の営業の方と話をしていたところ、私の顔を見てほほ笑みながらこう言うのです。

「昔のお医者さんは、医師免許があれば銀行はいくらでもお金を貸すと思っているふしがあったんですよ。たしかにそれに近い時代もあったのかもしれません。でも、あるお医者さんが、借り入れの利息よりも預けている預金の利息を高くしてくれと言うんです。いばった高飛車な口調で、とても困ったことがあったんです。これが成り立つなら、世の中の経済が壊れてしまいます。この例は特別かもしれませんが、非常識で無理難題を言ってくるお医者さんが多かったんですよ。だから、銀行ではお医者さんが借りにきたら気をつけろと、ブラックリスト的な警戒をした時期があったんですよ。その点、山田事務長は常識的な話が通じるから助かりましたよ。ビジネス関係は、信頼に基づいておつきあいしたいものです。人物が信用できないと思ったら融資することはできません」

この話を聞いたとき、私はとても気分が悪かったのを覚えています。今考えると、医者という社会的にステータスの高い人間が、人を見下したように権力を振りかざす点、客の言い分は聞け、という立場を利用するような点などが、いやだなと反応したのだと思います（でも、預けた利息のほうが高かったらいいなとちょっと思ってしまいました）。もともと権威を振りかざすこと、地位を利用して弱者いじめをすることには極めて敏感に反発する自分ですから、このエピソードは反面教師としてよく覚えています。常識がなく、信用できないと思われたら事業資金が用意できなくなる、これが世の中の常識です。

最近、医師の非常識な発言にまたまた憤慨せざるをえない出来事に出会いました。私の友人が大病をして手術をしたときのことです。術後、麻酔が切れかかって猛烈な痛みに苦しむ友人に、医師が、

「ほかにも転移があるからもう一回手術をするようになるかもね。今度は八時間ぐらいの大きな手術になるけど、考えておいて」

と、無神経な態度でこう声をかけたというのです。この医師には、患者さんが今どのような状態にあるかという想像力が欠けています。患者さんに対する配慮がありません。友人にとっては、病巣が取り切れていないのかという絶望、もう一度この痛みを経験するのかというショック、なんで今聞かされるのだという怒りに身の処しようもなかったと思います。医師のこの態度に涙していました。この病院は、「患者さん」から「患者さま」と

院内掲示を直し、いい医療ができるよう意識改革をしてサービスの向上を目指していました。事実、受付や看護師の対応はていねいなものなのです。それなのに、この医師の発言はなんでしょう。患者さんを診てやっているんだというおごりがさせるのか、患者さんという弱者（信じて身を任せるしかない存在）への配慮をするつもりがないのか、非常識に寒気すら覚えます。友人には、一日も早く元気になっていただき、この医師に抗議してもらいたいものです。

もちろんすべての医師が非常識であるというつもりはありませんが、われわれは、病院の経営とかカウンセリングという前に、常識的な社会人として人への敬意を持たなければなりません。敬意を払って接すれば、あいさつのしかた、言葉づかいや声の大きさ、ふるまい方などはおのずと決まってくるものです。

ここから始まらずして、臨床を語ることは許されません。理論がどうだとか、面接技術がどうだとか、そんなことはあとの話です。常識がないわれわれであれば、患者さんの間で悪い評判が立ち、患者さんが受診してくれなくなって倒産するのです。また、患者さんの気持ちなど決してわかることはできないでしょう。とかく病院というのは、人を助けてあげていると思ってしまいがちな場所です。そういうおごった気持ちにならないよう、上尾の森診療所に従事する私を含めた職員は、常識的な社会人として患者さんに対応し、敬意を払った態度が求められます。

さて、私の名刺の肩書きは、「臨床心理士」用と「副院長・事務長」用の二種類が用意されています。経営者ではありますが、私のアイデンティティーはあくまで心理士であるつもりです。ところが、名刺の使用量は圧倒的に「副院長・事務長」版のほうが多くて、アイデンティティーが揺るがされそうです。しかし、いろいろな仕事の体験は臨床に必ず役立つだろうと考えています。よく人から、「心理士以外の仕事をこんなにしていて、混乱しませんか」と聞かれるのですが、「逆に心理士は狭い病院の世界にこもりやすいですから、ともすると社会性が乏しくなります。むしろ心理士でない仕事との出会いから社会常識の勉強をさせていただけることが多いですよ」と答えています。

医師や心理士は、医療業界では若いうちから組織の上に立つことがあたりまえになっています。特に医師は、医師免許を持っていればすべての治療の指示を出す立場になりますから、年長者の看護師や受付の人を使うことになります。心理士の場合は、必ずしも上に立つかどうかはあたりまえとまではいきませんが、パラメディカルスタッフとして医局の所属になると、そういうこともありえます。

上尾の森診療所では、心理士は医師に準じて看護師に方針を出すことを期待されています。若いうちから病院社会しか知らずに、また上に立つことしか知らなかったら、社会常識をどう学んだらいいでしょう。このような立場に立っていることを自覚しているか否かは、めちゃめちゃ重要なことだと思っています。このことを、大きな声で強調しておきたいと思います。われわれは、自分がどのぐらい社会常識をわきまえているのか、社会性を身につけているのか、それにのっとった治療方針を出しているのか、年長者のスタッフに失礼はないか、そういうことを人からの指摘ではなく、自分自身で厳しくチェックをしておかなければなりません。

「常識」についてもう少し考えてみる

社会常識とはなんだろうと考えさせられる場面は、会社勤務の方から示されるばかりではありません。私はよく学校の教員研修に呼ばれ、「子どもたちのこころの世界」について心理士の立場から話してくださいと依頼されます。教育のことを考えるのも、常識とはなにかを検討するためのヒントになります。

研修のときに、子どもたちを理解しようとするためには、少子化の時代を迎えて、教員は「教育」というサービスを提供するサービス業ではないか、と投げかけてみることがあります。生徒が入学してくれなければ教員のリストラがあるかもしれませんし、私学であれば学校の存続自体が危うくなります。

ところが、教員から出る質問には、「最近の生徒は言うことを聞かなくて教えづらいです」「今の子どもは、スカートが短くてだらしなくて困ります。どうしたら言うことを聞かせられますか」というのが多いのです。教員という立場の常識からすると、なぜスカートを短くしてはいけないのかという議論はなく、短いのはだらしないので言うことを聞かせ、指導するのが教育であるということになります。ある高校では、スカートを短くするための折り跡があるだけで停学になるところすらあるぐらいです。どうも、生徒さんに役立つサービス業であるという意識よりも、上から下への目線で教えてあげるのが教育であると考えている方が多いように見えてしまいます。

では、生徒から見た常識はどうなるでしょうか。クラスのだれもがスカートを短くしていて、自分だけひざまでの長さであったら、「長くてかっこ悪い」「いい子ぶりっこして、と言われていじめの対象になってしまう」という答えが返ってきそうです。生徒にしてみれば、短いのが常識のファッションセンスなのです。あたりまえのことですが、立場が変われば「常識」は変わります。一方の常識を押しつければ、相手が自立的であるほど反発されることになります。へたをすれば、「私たちの常識をわかろうとしない先生」と烙印を押されそうです。

また、親と子どもの間でも、この「立場が変われば」という構図が問題となることがあります。親は、「高校ぐらいは卒業するのが常識だ。世の中に出て不利になるのはおまえだぞ」とよく言います。しかし、これはほんとうでしょうか。不登校の子どもたちが問いかけているのは、「それはそうかもしれないけど、常識からはずれたら自分という存在は否定されるのか」「親や社会の常識だけで自分を見てほしくはない」ということではないでしょうか。常識であるということも、立場が変われば暴力を受けたかのように見えてしまうことすらあるのです。その視点に立って親の立場を考えれば、なぜ自分はこのような考えをしたのか、と自問してみることが子どもと相対するときに役立つ姿勢ではないでしょうか。

立場が変われば「常識」は変わること、もう一つは、「常識」の使い方によっては暴力になることがある、ということを示しました。なにをわかりきったことを言っているんだという声が聞こえてきそうですが、医療の中でもわかりきったことに気がつかずにいる例が多いのは前述したとおりです。わかりきっていると思ったときに油断は生まれるもので、注意が必要です。

社会常識をわきまえているか否かは、「相手の立場によって常識が変わるということをしっかり認識しているかどうかである」と言ってみたいと思います。診療所を運営するにあたり、患者さんの立場の常識、取引先の業者の常識、家族の立場の常識などを常に意識しつつ、自分の対応のしかたを自覚的にチェックしなければなりません。

心理臨床を考えてみる

次に、上尾の森診療所における心理士の立場として、自分の臨床経験と臨床観を述べてみたいと思います。

私がはじめて心理士として勤務したのは、百床の入院を持った閉鎖の精神科病院でした。

心理士としては前任者がおらず、私がはじめての採用であったため、病院の中でどんな仕事をする存在なのかは自分でアピールしていかなくてはなりません。仕事を教えてくれる人はいませんし、心理テストの用具があるわけでもありませんし、面接室もなく、「仕事は自分で作るもの」という環境に身を置くことになったわけです。今思うと、われながらハードな環境で心理士としてのスタートを切ったなと思いますが、当時は、「逆にいえばなにをやってもいい、とてもありがたい環境ではないか」と喜々としていました。

まずは、なるべく病棟に入ることから取りかかりました。患者さんが今なにを必要としているのか（ニーズと言い換えてもいい）を感じ取ろうと思ったのです。病棟の雰囲気を感じるには、看護室から病棟を眺めるのではなく、患者さんといっしょに病棟の中で話して長時間過ごすのがいちばんです（ある病院で長時間病棟に入るという実習を経験していたのが参考になっています）。すると、予想どおりとはいえ、閉鎖の病棟ですから、患者さんたちの最大の希望は「外に出たい」ということでした。そこで、私がつき添って散歩を始めました。二、三人ずつですが、住民の方があまり住んでいないような方角に向かい、「車に気をつけて。それと絶対逃げないでね」と、まるで保育園児のお散歩のようです。それでも久しぶりの外の空気ですから、みなさんは喜んでくれました。

もう一つは、園芸クラブと称して、中庭で畑を耕して野菜作りを開始しました。職員の間では、患者さんにくわやかまを持たせていいのか、人を傷つけたりけがをしたらどうするんだという議論がありましたが、ここも私が責任を負います（くびになることはなんとも思いませんでしたが、そのぐらいですむのだろうかとほんとうはビビっていました）と言って、なんとか許可をもらったのでした。

散歩以上に、病状が安定していて事故を起こしそうもない患者さんを選び出しました。そして、いざやってみると、「昔は奉公に出されてよくやったものだよ。山田先生の手つきは危なっかしいな」と、農業経験のある年配の方が指導してくれるではありませんか。ほかの患者さんもけがには気をつけ、ナス、シュンギク、ジャガイモ、コマツナ、シソなどを楽しく作っていきました。心配は杞憂《きゆう》に終わり、胸をなでおろしたものでした。

畑のほかにも習字クラブを作ったり、病棟内でのレクリエーションを次々に開催して病棟を活性化させるよう心がけました。これも今思うと、怖いもの知らずにいろいろよくやったなと思います。ひょっとしたら現在の自分より「センスいいんじゃない」と思ったりもします。

また、患者さんに私の顔を覚えていただく以上に、なんといっても看護師さんに心理士の存在を知ってもらわなければなりません。そこで、昼間は心理士の仕事をアピールし、夜は看護助手として当直に入って自分を売り込むことにしました。知ってもらうにはともに苦労するにかぎると、若造のくせに妙に信じ込んでいたのです。

当直では、男性病棟の五十人を一人で担当しなければなりません。痴呆の患者さんもいるため、オムツの交換や定時の巡視、徘徊してしまう方をベッドに誘導したり、眠れない方には追加の睡眠剤を出したりと、一晩中やることがあります。朝になれば、日勤者を駅に車で迎えに行くこともしました。

こうして、だんだんと便利な人間だと認識されていったのでしょうか。看護師さんから、「この患者さんへはどう対応しようか」「この患者さんは少しイライラしているから外の空気でも吸わせてあげましょうか」などと声をかけていただけるようになっていったのです。また、看護師さんのほうから園芸クラブのときの中庭の見張り役を手伝うと言っていただけ、大助かりしたものでした。病棟で困ることが起こると、「山田先生、どうします」と聞かれるので、「私が話してきます」と引き受けることができるようになりました。そして、ようやくこのころから、「この患者さんのカウンセリングを担当させてもらえませんか。病棟で話をしてストレスを吸い上げることぐらいならできそうです」と医師にお願いして、心理士らしい（らしければいいかどうかは別にして）仕事ができるようになったのです。さらに、患者さんが退院すれば今度は外来で引きつづき担当することができるため、仕事が広がっていきました。

この私のスタートは、自分にとってとても役に立ち、感謝しております。そしてこれが、上尾の森診療所の看護助手として病棟に心理の学生を配置する発想につながるのです。なんといっても、自分で体験してとても勉強になったと考えているのですから、取り入れない手はありません。当時は私も若かったわけですから、病棟や患者さんに対して訳のわからない元気を垂れ流していたに違いありません。患者さんが活性化して元気を取り戻すには、専門家のカウンセリングばかりではなく、素人っぽいんだけれど、元気いっぱいで無条件な誠意は効果的です。

さて、私のように臨床のスタートがその後の心理士としての考え方に大きな影響を与えることは多いのではないでしょうか。私は、大学時代に学んだ洞察を促すようなカウンセリングプロセスのイメージばかりでは、病院の仕事は通用しないのではないかと感じてしまいました。それよりも、落ち着ける病棟の雰囲気作りのほうが援助として効果的であったり、いっしょに散歩しながら話し、いっしょにオセロをやりながら大笑いし、いっしょにどろまみれで畑を耕すことのほうが必要とされ、結果的にはいい援助になると思いました。個人ケースを担当しても、当面の生活指導や家族との調整など、ケースワーク的な援助のほうが必要とされる場面にたびたび出会います。基本的な生活の安定や病状の安定がないと、ただ「洞察しましょう」的なカウンセリングを導入しても深まらないばかりか、混乱を深めることになりかねません。

このように、最初に勤務した病院では、仕事の役割分担がまだ未分化で、心理士もなんでもやらなければならない環境でした。この環境のおかげで、「目の前の患者さんがなにを必要としているか」を常に意識し、そして判断していくことが大切である、という私の臨床観の基礎が作られました。「臨床とはなにか」と自分に問いつつ、借り物の理論ではなく、自分が現場で耐えうる臨床観を自分の言葉で作らなければならないと思うようになったのです。

臨床理論について考えてみる（一）

心理士として現場で仕事をするようになって以来、自分の言葉による臨床観を作ることがライフワークのようになりましたが、そのためにはただ現場で経験を積めばいいというわけにはいきません。参考にするために、先人の理論を勉強することになります。

ずいぶん前になりますが、私が学生のころはユング心理学が大流行でした。私も流行に乗り、好んでユングを読んだものです。また、ロジャースにもお世話になり、今でも会話するうえで自然と意識されていると思います。このころは、まだ臨床経験を積める現場には出ていない学生ですから、とにかく今できることは知識として理論を理解することだけだと思っていました。ですから、本を「わかろう」と必死だったように思います。

ところで、われわれは、たくさんある臨床理論からどのような根拠をもって自分が依って立つ理論を選択しているのでしょうか。実は、私を含めた多くの心理士は、理論の選択にあたっては、大学の教授の専攻していた理論に影響を受けたとか、職場である理論がはやっていて影響を受けたとか、せいぜいバランスよく勉強したつもりでも、この理論が好き（ピンとくる）というくらいなもので、明確な理論選択の根拠はないのではないでしょうか。ストレートに言えば、「好きだから信じる」という感覚に近い気持ちで取り入れているはずです。

つまり、Aという理論のほうがBという理論よりも正しいとか（正しいとか正しくないという議論はそれ自体ナンセンスなことなのですが）、より実効性のあることが証明されたとかいうような根拠で選択しているわけではないと思うのです。心理臨床の理論には、このように、「好きだから信じる」という一面があることを一つ目として強調しておきます。

物理学などの科学の世界では、理論は仮説、実験、検証を通して新たな真理や法則を発見し、そのプロセスにおいては以前の理論は否定され、歴史に埋没することが起こります。しかし、心理臨床の理論は、客観的な真理の発見を目指すようなモデルがあてはまりません。

例えば、フロイトがリビドー論を提出し、こころのダイナミックスをモデル化しましたが、これは、「こういうふうに考えてみたらどうだろう」という仮説の提出がされたととらえるべきです。無意識の概念が提出されたことでこころの世界の真理が解き明かされ、客観的な証明がなされたと考えるものではありません。つまり、臨床理論は一つのフィクションであり、一つの考え方にすぎないと考えるべきです。ここをしっかり理解しておかないと、理論に適合するように患者さんの一面を判断して、客観的なほんとうのこころがわかったような錯覚を起します。

今では少ないでしょうが、「あなたの見た馬の夢は、男性の象徴で男性性器を表しています」と精神分析的に解釈して深層心理を「あてよう」としたり、「この箱庭の男の子が右側を向いているのは、未来に向かう象徴です」と象徴解釈をすることで「わかろう」とした時代がありました。学生のころは、「なるほど、人間の深層心理はこうやって分析してほんとうの心理をあてるのか」などと感心していました。

後述しますが、正しくは「このように仮説を立ててみましたが、なにか思うことはありますか」と患者さんに問いかけるなど、題材として使うべきものでしょう。理論を理解して、深層心理を「あてよう」「わかろう」とする意識が強すぎると、理論の副作用が目立ってきます。くどいようですが、臨床理論は「客観的な正しさ」を求めていると思ったら、あるいは表していると思ったら誤った読み方になりかねません。この点を二つ目として強調しておきたいと思います。

もう少し、前述の二つの強調したポイントを消化したうえで、実践的な例をあげたいと思います。理論は、患者さんに難しい専門用語を押しつけるのではなく、患者さんにとって役立つように使いたいという主旨です。

例えば、「この患者さんは退行（子ども返り）しており、愛着欲求が高まっている」と見たとします。この言葉どおりに患者さんに伝える心理士はまずいませんが、これがほんとうかどうかは別にして（あたっているかもしれませんが、あたっていなくてもかまいません）、このように見ることで心理士側が事態を冷静に受け止めやすくなったとか、家族にこの仮説を伝えることで患者さんへの対応が優しくなった、というように仮説として使うものであると考えます。

たしかに、知識として退行現象を知らないとなにが起こっているんだと慌てそうです。その意味で理論として知っておくことは重要です。それに加えて、経験としてこのような患者さんのたどる経過を知っていれば、柔軟に説明できることになります。

山田流の伝え方、「例えば、ストレスのたまる仕事をしている社長さんが、スナックのママさんに、『ぼく大変なんでちゅ』なんて甘えたりするじゃないですか。お父さんも帰って奥さんに甘えてよしよししてもらっていませんか。人間、こんな気分にでもならないとやっていけないこともあるじゃないですか。患者さんの今の状態は社長さんとあまり変わりません。一時のことだと思いますから、少しよしよししてあげたらどうでしょう」

となります。とにかく家族が受け止めやすければ、また患者さんにとって役に立てばいいと考えるわけです。

もう一つ、心理テストの所見を書くときに、みなさんはどうしているでしょう。例えば、ロールシャッハテストを試行し、所見を求められたとき、多くの心理士はデータをテキストにあてはめ、この反応が出たらこのような可能性があるというように、解読の参考例をつぎはぎにして所見としていないでしょうか。「心的エネルギーは低下していると考えられる」「情動が揺さぶられる場面に遭遇するとショックを受けやすく、対人関係の苦手意識が出やすい」などという文面をよく目にします。しかし、これは先行の経験例から、このような可能性があるという文面をただあてはめたにすぎず、テストを通して患者さんのこころの内面を映し出したということではありません。ただ先行経験を（理論を）はり合わせて押しつけたにすぎない危険性があります。なぜこの反応をすればこう解釈されるのか、ということが理解されているのでしょうか。理論をあてはめ、わかったような気になっていないでしょうか。

よく、ロールシャッハテストをブラインドで複数の大家と言われる先生に読んでもらうと、それぞれが一人の被験者をまったく別人格の人物のように解釈することがあります。

私は、このように違いがあるのならテストとしての妥当性がないではないか、と思って心理テスト自体を疑いの目で見ていました。しかし、大家の先生がそれぞれにテストを通して患者さんのこころの世界を読もうとしたプロセスをうかがうと、ただ先行経験のつぎはぎではなく、独自の視点から参考にすべき仮説を打ち出しているのです。ほんとうにテストを理解したベテランの話になると、同じ解釈結果にならなくてもよく、そもそもテストは「あてる」のではなく、仮説の提出として「使う」ものだと考えているように聞こえます。それであれば、テストもおもしろいものだと同意できます。

このように、私は理論とは患者さんにとって役立つために利用されるべきものであると思っています。理論を通して患者さんの状態を「あてる」というのもへんですし、また「わかる」ことを重要視しすぎるのも問題があるのではないかと思います。それよりも、目の前の患者さんがどうやったら生きやすくなるかと、シンプルに考えていくべきです。

臨床理論について考えてみる（二）

前の項で、心理臨床の理論は、客観的な「正しさを求める」「真理を探す」というたぐいの考え方にはそぐわないと述べました。この点はとても重要なことなので、もう少し深めて検討してみます。

心理学の誕生は、哲学の流れに科学的な手法を導入してこころの世界を描き出してみようという試みに依存しています。ここでいう科学的手法とは、前述しましたが、当時の物理学に代表される、仮説、実験、検証をしていく考え方でした。そして、科学的手法の前提として、「原因」があって「結果」があるという考え方が強く存在します。その因果関係を解き明かすことで、科学は発展してきたのです。竹田青嗣は、『現象学入門』（ＮＨＫブックス）の中で（なぜ急に竹田青嗣が出てきたかですって？　それはもちろん私がピンときて好きだからです）、次のように述べています。

（前略）そして科学の基本は、仮説を立て、実験を繰り返すことによってこれを確かめるという方法にある。

手短に言うと、このときの「仮説」が哲学の文脈で言う〈主観〉であり、実験を繰り返して得られる確証が〈客観〉である。世界や現実はどのように存在しているか、という予測を立て、何度確かめても一定の条件から一定の結果を得るとき、この予測は〈客観〉的であるとみなされる。自然科学はそういう方法を近代になって確立したのである。（中略）近代の実証主義は、人間の理性は世界の〈客観〉を「正しく」捉えることができる、という新しい確信を強力に打ち出した。（中略）わたしたちはたとえば物理や科学の法則をすべてこういう方法によって得ている。そしてこの方法は、少なくとも自然科学の分野に限っては大きな不都合を生み出していない。

だがひとびとがこの実証主義をいわゆる人文科学、つまり社会科学や歴史、心理学などにもそのまま適用したとき、面倒な問題が生じてきたのである。

わたしたちはたとえば目の前にある石ころを見て、その存在を疑ったりしない。ところがこの石ころの代わりに、世界全体とか人間というものを置くとどうなるだろうか。言うまでもなくこの「世界」という石ころに関してさまざまな意見が現われ、どれが正しい意見（客観）なのか確かめるすべがないといったことが起こるだろう。

自然科学の分野では、客観がもともとあり、それを主観が検証を繰り返して「探しあてる」「発見する」というように考えてもいいのですが、人文科学の分野ではまずいと言っています。

つまり私の興味分野で言えば、「こころとはなにか」「こころのメカニズムとはなにか」という科学的な手法に合わせたような問い方をしてしまうと、客観的な正しさを実証主義的に求めることになってしまい、いくら精緻化したとしてもどれが正しい意見（客観）なのかはさまざまな言い方ができてしまうということになってしまうため、まずいことになってしまうのです。近代科学は無理に人文科学の世界にこのモデルをあてはめてきたために、理論の構築の際に「こころ」の客観的な統一メカニズムを求めすぎ、また理論を理解しようとするわれわれも、ほんとうのことがわかったかのように読んでしまうことを起こしました。心理学自体が、このような流れで成立した学問であることを認識していたいと思います。

次に、現象学では、人は世界をどのように認識しているのかを再び竹田の文章（前著）を引用して検討してみます。臨床理論とどうつきあっていくかを考えるのに参考になりそうです。

現象学は独我論的前提、すなわち超越論の立場（カント風に言えば、先験的観念論の立場）をとる。これはいうなれば、アンテナやレーダーや音波探知器《ソナー》などの計器を装備した、窓のない月面探査船に乗り込むのに似ている。

〈私〉は探査船の〈外側〉の世界へ出てこれを直接確かめることができないので、レーダーやソナーなどを使って、計器に表示されるデータを読み、そのことで〈外〉の様子を調べることになる。人間の〈意識〉の状態は、あえて言えばそういう立場にあると想定するのが「超越論的立場」である。

この場合アンテナやソナーなどは人間の感官に当るが、データの扱いに習熟した〈私〉は、さまざまなデータ（意識に表象された与件）をひと目見て、外の様子を手にとるように感じ取ることができるようになるだろう。しかしこの場合、〈主観〉（データから構成された様子）と〈客観〉（実際に外がどうなっているか）の「一致」は、はじめから問題にならないことがわかるだろう。なぜなら〈私〉は決して〈外〉に出られないことが前提されているからだ（人間は先験的に自己の観念に閉じ込められている）。このとき〈客観〉とか〈主観〉ということはどのように理解されるだろうか。

まず重要なのは、〈私〉に与えられる表象＝データとは、必ずある特定の設定に対して（応じて）与えられる値だ、ということだ。つまり前方の遮蔽物までの距離はどれくらいか、外気温はどれくらいか、重力値はどれくらいかという計測の設定（＝存在関心）に対して与えられる値である。このことはふたつの意味を持つ。

まずいろんな計器を無限に増やしてもけっして〈客観〉それ自体は得られないということ。つぎに、このデータの値（人間に現われたものの秩序）は、探査船が持っている一定の目的に応じて設定され、与えられた（意味を持つ）ものにすぎないということである。

この探査船のそのつどの目的や目標が〈気遣い〉ということになるだろう（フッサールで言えば、つねに対象に対して何らかの志向性を向けているということ）。熟練した乗組員はデータの総合的読み取りによって〈外側〉の世界の像を感じるようになるが、この〈世界像〉は原理的に、探査船が進んだり、危険を回避したり、その地質を分析したりという、そのつど設定された目的にとってだけ〈意味〉を持つ世界であって、けっして〈客観〉ではありえない。また、あるデータを確かめ直したり、さらに細かなデータ設定をほどこし、新たな値を得ることも、探査船がつねに新たな目的を持つときにだけ必要となるだろう。

竹田は、現象学的な世界像のとらえ方をみごとなたとえで表現しています。つまりわれわれ人間は、客観的なほんとうの世界があり、それを主観として正しく把握したくなるという自然な感覚があることを了解したうえで、現象学の見方はそのような態度をいったん保留し、主観の目的や気遣いによって主観が世界に意味をつけていく、と見るわけです。

もし人間が言葉を持たない猿の時代なら、世界は混沌としたもの（図と背景が極めてあいまいで、ただ連続的に見える世界）に見えたことでしょう。例えば、目の前に木があっても、「木」という言葉も概念も存在しないため、背景の自然に溶け込んだ一部としてしか見えないはずです。世界の中にはじめから「木」という客観があったわけではなく、木の実が食べられて生きるうえで大切なものと分節され（目的が発生して）、「木」という言葉を持ったとき、主観が客観に意味を与えたことになるのでしょう。

私はこのような世界の見方に賛同しています。そして、このことをもう一度私の仕事に引きつけて考えてみます。

まず、医学は自然科学的な実証主義を大切にして発展してきた典型例と考えられます。

病気の因果の原因を仮説し、検証を繰り返して突き止めていき、病気を発見して対応していくというモデルだからです。

しかし、このモデルを精神医学に導入して同じように考えようとすると困ったことが起こります。例えば、統合失調症の原因は客観的な脳内の物質の問題であると仮説したとしても（仮説はありますが、正確に解明されたかというと、この百年見つかっていません）、いくら探したところで発見されるというモデルはあてはまらないと思うわけです。

たしかに精神活動に影響を与える物質は見つかるかもしれませんが（ドーパミンやセロトニンの研究はあります）、それが統合失調症の本体と考えるのには無理があります。なぜなら統合失調症は、はじめから統合失調症という病気が客観的にあったわけではなく、ある症状を呈した状態を統合失調症と呼ぼうという、精神医学上のルールにすぎないからです。（今まで統合失調症は精神分裂病と呼ばれていましたが、破瓜型、緊張型、妄想型などの一見して症状の違うものを一つの病名でほんとうに表せるのかという議論もあったぐらいルールは揺れていました）。

時代によってＤＳＭ（Diagnostic and Statistical Manual of Mental Disorders：全米精神医学会監修の診断マニュアル）の診断基準は変わりますし（客観的な病気がはじめからあるのであれば、

時代によって基準が変わること自体がおかしなことでしょう）、また、文化圏が違ったら同じ症状を呈していても統合失調症と呼ばないかもしれません。例えば、日本では妄想を伴った統合失調症と診断される状態でも、ある文化圏であれば予言をしてくれる村の呪術師的な立場として共同体の中で一身に尊敬を集めているかもしれません。

さらに同じ日本でも、ある医科大学では統合失調症の病名を使わないところもあるぐらいです。精神医学は、このように文化によって病気という概念自体が変わるという特徴を持ち合わせているのです。

さて、精神医学は一つのルールであると述べました。われわれ心理士は、このルールを知ったうえで（ルールの内容の理解はもちろん、そもそもルールにすぎないという成り立ちを理解して）、ある病気に該当すると思われたときには、医師にお願いして投薬治療を勧めなくてはなりません。私のスタンスは、客観的な病気があり、投薬によって病気が治るというよりも、ある症状を緩和させるために投薬を勧めるという感じです。風邪をひいたとき、風邪薬によって風邪本体が治るわけではありませんが、頭痛などの風邪の症状が緩和されるのだから薬がないよりは楽になる、という感じで考えています。

ここまで医学のことに話が流れぎみでしたので、心理学の話に戻したいと思います。

現代でもそうなのですが、心理学の王道は、仮説のうえに調査や実験を行ってデータをとり、統計学処理をしてこころのメカニズムを明らかにしようとすることです。心理学の研究であると名乗るのであれば、この手続きを踏襲する必要を求められます。この手続きを怠って心理学的な考察をしても、単なる主観的なエッセイといわれかねません。

私の学んだ大学では、データ解析に基づかない臨床のケース研究は、卒業論文や修士論文として認められないという不文律がありました（はっきり教授に確認していませんが、そういう雰囲気があったことは間違いありません）。つまり、心理学科で学ぶかぎりは、心理学的な研究手法をマスターすべきであると教えられていたわけです。

ところが、広い分野を持つ心理学の中で、臨床心理学は科学的な手法に合致しない方法論であるため（全部がそうであるとまでは言いませんが）、「そんなのは心理学ではない」という評価を受けていたのです。しかし、当時の私は、「研究者になるわけではないから、科学といわれようがいわれまいが、おもしろく心理学ができればいい」「科学的な手法の導入といったって、こころの真理が解き明かされるわけではないではないか」と、好きな勉強ができればいいという感覚でいました。

現在の私にとっても、心理学を科学とするか否かは興味のないことなのですが、竹田青嗣にならうまでもなく、データを取ればこころの「ほんとうの世界」を客観的に扱えていると安易に考えてはいけないと思っています。特に、裁判における心理判定などは、心理テストのデータからその人の客観的な性格像が描かれた（心理士でない方から見ると、本人の知らないほんとうの性格が明かされたととられかねません）、として裁判の資料にされることには抵抗感があります。心理テストを扱うわれわれが、気をつけて所見を書かないと、その人の裁判結果に重大な影響を与えかねません。心理テスト自体が、ともすると人の人生を左右する不遜な行為になりかねない危険性があります。

ここまでずいぶん現象学的な見方にこだわってきましたが、臨床理論を「こころのほんとう」を「あてる」学であると考えていると、わかった気になってカウンセリング自体が不遜な行為になることを、私は恐れているのです。

謙虚に「医学」について考えてみる

現代の先進国の人は、医療のお世話にならずに一生を終えることはまずないと思います。

私も風邪をひけば病院に行きますし、大病をすれば手術を受けると思います。私の娘は早産のため、千六百グラムで生まれました。さまざまな処置のおかげで、今や父親に刃向かうギャルに育ちましたが、一昔前であれば生き残れない体重です。父親として進歩した医学に単純に感謝したものでした。このように、医学というのは多くの人にとって長く健康で生きられるという恩恵を与えてくれます。

ところが、医学の進歩を単純に喜べない問題も一方で発生しています。例えば、脳死、臓器移植の問題です。臓器移植を倫理的に認めるかという議論はここではしませんが、技術の進歩により、本来なら死んでしまうべき状態を、他人の臓器をもらうことで（買うことで）生き延びることができるようになりました。

臓器をもらう側は、延命できるわけですから喜ばしいこととらえるかもしれません。しかし、この臓器はだれが提供するのでしょう。常識的には、生前から臓器の提供に同意した方や、交通事故等の不慮の死に際して家族が同意して提供されることが考えられます。そして、臓器移植を行う医師にとっては、死後間もないみずみずしい遺体が理想となります。特に、脳死の状態で体が生命反応を維持してくれていれば供給源として最高なわけで、臓器移植の成功の可能性が高まります。

問題なのは、この臓器の供給が需要に対して足りないため、いろいろな社会問題を引き起こしていることです。借金の取り立てで、「金がないなら腎臓でも売るか」という脅しぐらいならまだかわいいもので、誘拐して臓器を売り買いするブローカーの出現や、はたまた人間の養殖に至る現実を見ると、ただ医学の進歩を手離しで喜べません。不法な供給源であることを知りながら、臓器移植を求めて海外に行く日本人はあとを絶たないわけです。アメリカでは、臓器ビジネスとしてりっぱに会社が成り立っており、人体は最高に金になる売り物（商品）といえるのです。粟屋剛著の『人体部品ビジネス――「臓器」商品化時代の現実』（講談社選書メチエ）というルポルタージュによれば、心臓弁が六千九百五十ドル、アキレス腱は二千五百ドルなど、頭の先からつま先に至るまで、人体が商品であることがよくわかります。

本来、医学は人を助ける学問だったはずのものが、不法なビジネスの温床になっては本末転倒です。命を救うためならなにをしてもいいとなると、そもそも医学とはなんであるのか、根本的に考え直さなければなりません。現代医学はこのような問題に直面していると考えています。

精神科医療にしても、入院の長期化の問題は精神病を社会から隔離しようという文化の問題ばかりではなく、入院患者さんを病床以上に入れて（現在は非常に厳しくなっていますのであまりありませんが）、利益を求めていた歴史があったことは否定できないと思っています。「医学」をサービス業であるとして、患者さんにとって喜ばれるビジネスになればいいのですが、利益を追求する面ばかりが強調されると人間として許されない行為になりかねません。

現代人は、単純に医学はすばらしいと思いがちですが、医学というのは本来であれば死ぬべきところを生きながらえさせる、生命の条理にあらがう不遜な行為ともいえるかもしれません。遺伝子操作やクローンの問題に至っては、ともすると命をもてあそぶ神への冒涜行為（信仰はありませんが、神さまを応援したくなります）ともなりかねません。科学として発展した医学ですが、万能感を持ちすぎて不遜な学問になっては絶対いけません。

上尾の森診療所は、医療を提供する場所です。謙虚に「医学」を考えていかなくてはなりません。

心理臨床に対して「腹をくくる」こと

ここでは、私が大切にしてきたポイントをもう少し深めてお伝えしようと思います。なるべく人の理論を借りずに自分の言葉で伝えたいため、専門用語は極力排除してあります。まず、心理臨床の現場に出る前に、あたりまえの社会人としての常識を持ち合わせていることは、絶対条件であることを前述しました。この点はクリアしたものとして、患者さんを担当することになったとしましょう。

心理臨床の理論を勉強すると、まず「見立てる」（これは専門用語です）という言葉に出会います。私もこの言葉はとても大切なことであると認識しており、「患者さんの病理を見立てる」「患者さんを取り巻く家族の構造を見立てる」などと常に意識しています。

次にわれわれは、「判断する」ことをします。例えば、この患者さんの病理は投薬が必要であると「見立てた」から、医師に受診を勧めるという「判断をする」ことになります。あるいは、この患者さんの状態は軽うつの状態であり、カウンセリングよりも一錠の薬のほうが優先すると「見立て」て、カウンセリングをしない（今はタイミングではない）と「判断します」。

現場の心理士であれば、だれでもが「見立てる」「判断する」ことをしているわけですが、この言葉をしっかりかみしめていくと、ことの重大さに気づくはずです。ときどきケースカンファレンスを聞いていると、「医師はどう病名の診断をしていますか」と、まるで診断を下す判断は医師の仕事であって、心理士はそれをうかがって従っていればいいかのような意味合いの発言を耳にします。医師の判断を参考にしようという姿勢なら問題はないのですが、とてもそうは見えない場面に出くわします。これではいつまでたっても、われわれ心理士は医師と対等に語る資格を得られません。

心理士も精神医学や異常心理学を学んでいるはずですから、病理の「見立て」をしてどう「判断する」のかぐらいは、しっかり自分の考えを持っていなくてはなりません。医師に相談する段階では、「私はこう思う」と言えるべきなのです。心理士として現場に出たてのビギナーであれば、「判断がつかないので、念のため一度医師に診察してもらいます」でかまわないのですが、経験を積んだ心理士では許されません。

次に、「判断をする」ことができたら「方針を立てる」ことが求められます（厳密には見立てることが判断ですし、判断自体が方針かもしれませんが、問題意識を整理するために区分しています。おおまかに受け止めていただければ幸いです）。

医療の現場で働いていると、方針を出すのは医師の仕事であると、これまた勘違いしている人はいないでしょうか。どうしても医療という場所は、「医師の指示のもとに」という制約が加わりますから、こう考えやすいのもわからなくもありませんが、ただ方針に従うだけではこれももの足りません。医師が、なぜこのような方針を出したのか、それを理解したうえで賛同すれば、治療の役割分担をしていいコンビを組めるはずなのに、どうもできていない心理士を見かけます。

上尾の森診療所では、心理士が大枠の方針を出して、医師にはそれに沿って診察してもらうことも許されます。私が、「佐藤先生、この患者さんにはカウンセリングの中で方針を出します。親への病状説明などは先生にお願いしますが、ほかのことは家族調整を含めてこちらでやります」と話すと、佐藤は、「じゃあ、おれは身体管理と投薬治療の役割に専念するから。細かいことは山田に相談してくれと話すからな。必要な情報はカルテに書いておいて」と任せてくれます。担当患者さんのすべてがこうなるわけではありませんが、私の意識としては、医師はただでさえ患者さんを多く抱えているのだから、少しでも負担を軽くするためにこちらに任せてもらいたい、と思っています。

この「方針を立てる」ということは、とても重大な行為ですから、われわれ心理士はそれに耐えうる実力をつけていかなければなりません。そして実力をつけていくためには、日常の生活の中でも、どんなことでもかまわないから「責任を持つ」経験をすることが役に立つのではないかと思っています。例えば、忘年会の幹事として段取りや盛り上げることの「責任を負う」とか、勉強会の立案から当日の運営までの「責任を負う」ということでもいいと思います。大事なことは、責任があることを強く意識する経験です。私の場合であれば、経営責任を負う（倒産すれば、職員や銀行など多くの方に迷惑をかけます）、「あげお福祉会」の理事としての責任を負うということをしていますが、とてもいい社会勉強になっています。

俗な言葉になりますが、「責任を負う」ことのできる人は、「迫力」が違うのです。知り合いの医師の中に、短い診察時間にもかかわらず患者さんを妙に安心させて帰らせられる、職人芸の持ち主のような先生が何人かいます。この医師たちは、「だいじょうぶだよ」と、優しいけれど迫力ある言葉で安心感を伝え、「じゃあ、また来週来てね」と終わっても、いい治療になっているのです。患者さんは、「この先生が言うのなら間違いないだろう」と身をゆだねられているのでしょう。当初は、この医師たちの持つ迫力は人徳のなせるわざで、そこにカリスマ性が加わったのだろうと考えていました。しかし、長くおつきあいをさせていただくと、例外なくこの先生たちは責任感が大変強いことに気づかされます。あなたの治療については、私が「責任を負うよ」と伝えているかのようです。

そして、もっとも強調したいことは、「方針を立てる」ことの次に、「腹をくくる」ことをしっかりするべきだということです。われわれは、口先だけでいくらきれいな方針（たとえ合っていても）を出しても、患者さんには伝わっていくものではありません。われわれは、「あなたの悩みと徹底的につきあっていく」と腹をくくる必要があると思うわけです。腹がくくれていれば、患者さんの多少の問題行動やトラブルにも動揺することはありません。でんと「腹をくくって」こちら側に座っていたいものです。誤解を恐れずに言えば、「あなたをよくする（治す）」「あなたの困っている状況の改善に責任を持つ」と言い切れるかどうかが迫力のある臨床家になれるかどうかの分かれ道だと思うのです。

また、心理士は患者さんの立場に立つことを徹底して味方になる一方で、必要であれば（自傷他害のおそれや、命の危険性のある行為などのとき）本人の希望しない強制入院の方針も辞さないという、相矛盾するような方針を出す可能性がある覚悟を「腹をくくって」いなければなりません。

迫力不足だと、「あなたの困っている状況が少しでもよくなるように努力します」「必ずよくなると言ってしまうと無責任になりますので、最善の道をいっしょに探しましょう」というふうになるのでしょうか。このような発言は、間違っているわけではないのですが、言葉が軽くて次回患者さんが来てくれないという事態も生じます。

患者さんはたびたび、「私を治してくれるのですか」と迫ってきます。そのとき、きれいごとの発言ばかりではなかなか通用しないのが現場です。患者さんの迫力に押されて、教科書的な発言でかわしたときはおおむね見限られてしまうものです。カウンセリング関係が中断しやすいときは、患者さんの「抵抗」が働いたと考えるよりも、自分が腹をくくれているかどうか、まず確認が必要です。

ところで、「治す」と発言させられること自体、患者さんのペースに乗せられ、巻き込まれているなどとおしかりを受けることがあるかもしれません。カウンセリングは心理士と患者さんとの共同作業であるから、こちら側から「治す」ものではないだろうという論点です。しかし、私は日本中の心理士を敵にしたとしても、「巻き込まれたことのない心理士は信用できない」と挑戦したいと思います。しっかり踏み込んで責任を負ったカウンセリングをすれば、患者さんに巻き込まれかねない状況は必ずあるはずです。巻き込まれることを恐れて腰が引けているようでは、使いものになりません。そして、その中で悪戦苦闘しながら（患者さんに育ててもらっている瞬間でしょう）、ときにはお互いへとへとになりながら、なんとかやっていくのが現場です。この現場経験の下積みが心理士としての懐の深さを作っていくと思うのです。腹がくくれていないと、このへんの苦労にも耐えられません。

もちろん、巻き込まれてばかりいてまったくそのことに気がつかない心理士は論外です。臨床経験になるどころか、患者さんに害を与えかねない心理士になりますので、それでは適性に欠けます。

ここまで、「腹をくくる」とか「迫力」が大切とか、なんとも抽象的で体育会系のノリ（実際、私は体育会でした）で語ってきてしまいました。これでは、次に大切なものは「根性」だと言い出しそうですが、根性のない自分ですから根性論は出てきません。カウンセリングの場面で、われわれが根性や気合いを入れすぎると、場が単に堅くなり、ゆったりした雰囲気がなくなってしまいます。心理士もベテランになると、腹はくくれているがゆえに気負いがなく、場はゆったりとした優しい雰囲気になるのではないでしょうか。私は、そんなイメージを大切にしています。

心理臨床における「姿勢」について

遠く猿人の時代、猿人は理由もわからずに苦しんで死んでいく仲間をなんとか助けたいと思ったのではないでしょうか。そんな気持ちが医学の原点ではないかと思うのです。私たちの祖先は、苦しんでいる状態を普通ではない状態と考え、「病気」の概念を生み出し、それを解明して治療法を開発していくという歴史をたどったことでしょう。また、悩んだ猿人につき添う猿人、慰め励ます猿人、そんな役割の出現がカウンセリングの原型ではないでしょうか。

普通でない精神状態に陥った場合も、同じようになんとかしてあげたい（治療してあげたい）と思っても不思議ではありません。では、猿人はどのような様子を「普通でない」と感じたのでしょうか。正確には猿人に聞くよりないのですが、おそらく、「様子が理解できないので自分が不安になる」というのが答えではないでしょうか。現代人も、変わった人だけれど理解できる範囲なら自分が不安にならないから「普通でない」とは感じないでしょう。つまり、繰り返し述べてきましたが、客観的な「普通でない病気」があったのではなくて、周りの人が不安になるから問題視されたと考えるべきなのです。逆に言えば、現代の精神医学の病気とされるものも、多くの人に「まあ、人間そんな状態になることもわかるよ」と理解され、みんなが不安になるわけではないと見られれば、病気でなくなるという原理になります。

少々理屈っぽくなりましたが、「精神の病気とはなにか」「異常とはなにか」「カウンセリングとはなにか」と問うてしまうと、客観的な「これこれこうである」という答えを求めやすくなるため、当座の答えを出しては、それが客観的に正しいかどうかを上位概念を作り出して検討するという、その繰り返しになってしまいます。ですから、カウンセリングの定義を教科書的にいくら正確に伝えようとしても、客観的な答えを求めるかぎり、決定版のように承認できるものにはなりません。

そこで猿人、あるいは前述の竹田青嗣にならえば、「人はなぜ精神の病気を必要としたのか」「どのような要件がそろえば異常と呼ぶのか」「カウンセリングはどのような条件がそろえば成立するのか」というふうに問題意識を持つことで、援助のしかたを再検討する姿勢が大切だと思います。このように考えているため、私の臨床観は、「これが病気である」「これがカウンセリングである」という客観的な答えを出すものではなく、どう臨床に取り組むかという「姿勢」論になってしまうのです。

さて、患者さんは、生活世界の中で、なにがしかの「困る」状況に陥り、その状況がしんどいため改善したいと思っています。患者さんの訴え方は、「周りと合わず、うまくいかなくてつらい」「なんだか落ち着かなくてつらい」「なんだか気分が落ち込む」「眠れなくてつらい」「過食がやめられなくてつらい」などとなります。そしてつらさとともに、「いやな感じ」「いらいらする感じ」という、臨床理論の用語では説明しきれない、しかし情動的には動かしがたい、まさしくそう言うしかないという体験をしているのです。このつらさの原因が精神医学というルールの病気にあてはまるか否かは、慎重な判断をする必要がありますが、医療という場所は、この「困る」状況を「困らない」状況に改善するための援助という役割を負っています。医師であれば、投薬によって「困らない」レベルに症状を緩和できないかと考えるでしょう。われわれ心理士は、「困らない」程度に症状とつきあえるように援助することを目的とするかもしれません。また、「いやな感じ」を少しでも楽につきあえる「感じ」にするために理屈づける作業をするかもしれません。仮説のレベルでもかまわないのですが、原因めいたことが言葉になると人間は少し安心するものです。

このように、私は心理療法を考えるにあたっては、シンプルな「困る」状況を改善する役割を期待されているというところからスタートしたいと考えているのです。そして、人間は好きこのんでつらくて「困る」状態になりたいわけではなくて、なんらかの条件が重なって「困る」状況に追い込まれているのではないか、というふうに考えています。ですから、自殺願望を持った人は、死ぬしかないと思うぐらいに追い込まれる条件がそろってしまったと考えるべきで、ある立場の方の使う「死の本能に魅入られた」という見方を私はしていません。少なくとも、医療領域で心理士として働くうえでは、私のような考え方をすることで大きな過ちはないと思っています。

また、「困る」とは、本人が困る場合のほかにも、家族が「困る」、社会が「困る」という諸相を持っていますので、その構造を理解したうえで援助を考えなければなりません。われわれが注意しなければならないのは、患者さんの「困る」を減らすために、家族に対して単にがまんを強要する（家族が困ってしまう）ようなかたよった援助をしがちであるということです。われわれは、家族や社会の側の「困る」にも配慮をしないと、結果的には患者さんにもいい援助にならないことを知るべきです。

さて、カウンセリングの時間の中でどのようなことが起こっているかは、心理士の依って立つ理論や立場で変わるのかもしれませんが、いずれにしても、患者さんとの言葉を介

① Co → Cl

② Co ⇄ Cl

③ Co →(Co ⇄ Cl)

④ Cl →[Co →(Co ⇄ Cl)]

⑤ Co →{Cl →[Co →(Co ⇄ Cl)]}

⑥ Co →《Co →{Cl →[Co →(Co ⇄ Cl)]}》

心理士の〈姿勢〉

したコミュニケーションのプロセスであるといえます。

以前私は、『病院心理臨床における〈姿勢〉について』(「季刊心理臨床」、星和書店)の中で、シンプルに臨床のプロセスを考えるために、上図のように考えてみました。図の中の↓は、「〜について考える」くらいにおおざっぱに考えていただきます。また、臨床のことを考えるのが目的ですから、心理士側からの見方を前提としています。

①まず、心理士(図中、Coと表示)が患者さん(図中、Clと表示)を一方的に観察する、見る関係があります。初回の患者さんに会って、「とてもつらそうな表情だな」と感じているときなどがあてはまります。

②ところが、会話が始まれば当然患者さんも発言したり、「この心理士は信用できそうかな」などと考えてみたりします。

③そんな関係を関与しつつ見ている心理士がいます。

「信用の得られる会話のやり取りになっているかな」などと、やり取りについて考えています。今ここで起こっていることを眺めるような視線です。

④しかし、患者さんも「なぜ心理士はこんな発言をしてくるのだろう。その意図はなんだろう」と疑ったり、心理士を読むことをしていそうです。

⑤心理士もそんな患者さんの深読みに気がつきます。このへんで、患者さんからの転移はないかなどと考えるかもしれません。

⑥そして、カウンセリングで重要なのは、そう考えている自分の主観の世界に目を向けることだと思っています。私は、この主観の世界を問い直すチェック作業を「姿勢」と呼んで、自分の臨床観の柱にしています。

ケース検討に参加してよく聞くのは、「この患者さんは難しい人だ」という発言です。われわれは難しいままでは困りますので、患者さんの成育歴から病理の成り立ちを理解しようと試み、患者さんの人物像を描き出して「難しさ」をわかろうとします。そして、患者さん自身の洞察をどう助けるべきか、患者さんとの関係性にどう介入しようかと検討していきます。この検討過程に異論はないのですが、われわれが陥りやすいわなは、「難しさ」は患者さんの側にある性格要因や病理のせいであるとし、いかにも客観的な難しい患者さんがいるためであると考えやすいことです。実は、難しいと感じているのは心理士の側であり、心理士の主観の世界で構築された難しさのはずであるにもかかわらずです。この点に自覚的でないと、「この患者さんは難しい人だから、このような状態になるのはしかたないね」と、患者さんの「難しさ」のせいにしてわれわれが責任を放棄したり自分を守る理屈にして逃げてしまいやすくなります。

そこで私は、「難しい」と思っている自分を見つめ直す（前述の⑥にあたる）「姿勢」によって、患者さんにしっかり向き合えるようになりたいと考えています。ですから、「この患者さんのなにが難しいのだ」と問うのではなく、「私はこの患者さんをなんで難しいと感じているのか」と自問することでわなに陥らないように注意しています。

われわれは、「心理士という職業がある」のではなく、「心理士という生き方がある」（心理士になっていく）というふうに自問していくのも、「姿勢」を大切にしていけるこつかもしれません。

心理臨床における作法やマナーについて考えてみる

臨床実践をしていくにあたり、自分の「姿勢」に敏感であることができるように、私はカウンセリング中の作法とかマナーを大切にしたいと思っています。心理臨床の世界では、茶道のように作法が確立しているわけではありませんし、そもそも意識している人すら少ないかもしれません。ですから、私は自分流の作法を作れたらいいなと以前から考えていました。

一例をあげると、カウンセリングの終わり際には、少し軽い話題を入れて患者さんが席を立ちやすくし、帰る際のドアは私が開けて、「お疲れさまでした」と声をかけるようにしています。心理士ならだれでもやっていることかもしれませんが、「作法」と意識することで、ふるまい方や声のトーンが違ってくると思っています。おじぎをする角度もひそかに気にしています。営業ではありませんからあまり深すぎてはいけないし、かといって会釈程度では失礼ですし、患者さんがあまりしゃちほこばっておじぎされたと思わない程度を自分の作法にしています。

また、私はゴルフが大好きなのですが、ゴルフはマナーの大切さをよく教えてくれます。

ゴルフのマナーの一つに、「一時間前にはゴルフ場に到着していなさい」というのがあります。これは、久しぶりのプレーだから始める前に少しは練習しておきなさいという意味ではなく、早く到着して全員そろったことを幹事に伝え、幹事を安心させてよけいな気づかいをさせないようにするためです。ゴルフというスポーツは、一組四人が予定された時間に次々プレーしていくため、自分たちのグループが遅れると、ゴルフ場やほかのプレイヤーに迷惑をかけてしまうのです。そのために、幹事は自分のグループの人数確認をなるべく早くすませて、人さまへの迷惑はないと安心したいのです。そして、プレー終了後のパーティーの用意やドラコン、ニアピン賞の準備など、ほかの気づかうべきことの用意に取りかかりたいのです。

この幹事の経験があると、プレー時間ぎりぎりに来るわけにはいかないことがわかります。ぎりぎりに来たけれどプレー時間には間に合ったからいいではないか、という考えもたしかにありますが、それは周りの方の気づかいに支えられているだけのことです。間に合ったといっても内容が違うのです。

そして、マナーがよければ自分も仲間も楽しくゴルフをプレーすることができますし、結果としていいスコアを出す可能性が高まります。マナーが悪いのに、ゴルフはじょうずという人はまず見かけません。ゴルフ雑誌だったでしょうか、ゴルフ界の大御所が、「プロはアマチュアと違ってゴルフがうまいのはあたりまえだが、ロッカーをピカピカに掃除して帰るようなマナーのプロというところも見せなあかん。最近の若い者はうまければいいという風潮を感じる」という主旨の発言をしていました。プロは、技術面においてアマチュアの手本になることもそうですが、ゴルフという競技に真摯《しんし》に向かい合えば、マナーにうるさくなってあたりまえであり、自分のためにもなると考えているわけです。

患者さんとのカウンセリングも、治ったからいいではないかではなく、結果に至るプロセスが重要なことがあります。そのためには、カウンセリングにおけるマナーの意味を知ること、マナーを守ることは、自分の「姿勢」に敏感でいられます。また、「心理臨床道」を自分で作るようなイメージを持つこともいいのではないでしょうか。

経営者として上尾の森診療所の活動を考えてみる

ここまでは、心理士としての臨床観を述べることで上尾の森診療所での実践をお伝えしたかったわけですが、次は経営者の視点から検討をしてみたいと思います。

上尾の森診療所は、医師の佐藤と心理士の私の共同経営なわけですが、私がよく思うのは、「自分は日本一幸せな心理士ではないか」ということです。経営者というのは、運営責任や大きな借金を背負うという意味では大変なわけですが、その一方で、自分がこうしたいというさまざまな思いを実現できるということのうえない幸せに恵まれた立場であることも間違いありません。建物の設計や家具備品の選択などのハード面にかかわること、どのような職員を雇い、どのように運営するかというソフト面にかかわることなど、まさしく心理士としての夢の実現なわけです。個人の患者さんをカウンセリングするばかりでなく、私は上尾の森診療所という治療体全体をカウンセリングするような視点を持てたわけです。自分の幸運に感謝するとともに、なによりも佐藤に感謝しなければなりません。

さて、ちまたでたびたび耳にするのは、「あの先生はいいお医者さんだったのに、経営者になったらお金のことしか言わなくなった」「いいお医者さんといい経営者は別ね」という言葉です。自分が経営する立場に立つと、身につまされる言葉であり、耳の痛いところです。では、いい経営者とはどのような人を指すのでしょう。これまでの文脈に沿って、ここでも「いい経営者とはどのような条件を満たせばいいのか」と問題設定をしたいと思います。

思いつくままにあげてみると、①患者さんサービスのいい病院を実現している、②倒産しない運営をしている、③職員が働きやすい環境を実現している、④職員への待遇がよく、やめる人が少ない、などという項目が思いつきます。さらに、本音のようで職員に聞かせづらいことですが、⑤人件費効率のいい運営をしている（安い賃金で最大の利益を追求する）、ということも考えてしまいます。医療といえどもビジネスですから、倒産しないように収益をあげなくてはなりませんので、経済効率は考えざるをえないのです。

だんだん私もお金のことばかり言い出しそうな雰囲気になっていますが、いい経営者とは、単に人格者であるということではなくて、極めて現実的なビジネス感覚を基本に持っているものだと考えているのです。

そして、職員との関係もビジネスとしての契約が前提となります。たしかに、上尾の森診療所では職種間のヒエラルヒーや労使のヒエラルヒーを極力なくしたいと考えているため、上下関係を最小限にした組織をイメージしていました。なにより、佐藤も山田も上に立つ経営者というよりも、同じ一治療者として最前線に立っていたいと思う人間なため、上に立つ意識が希薄なのです（経営者としては失格だと言われるかもしれません）。

上尾の森診療所には、医局も事務長室も院長室もないため、ほかの病院よりも職員との距離は近いほうなのかもしれません。職員といっしょに飲み、いっしょに笑う、そんな距離が心地いいと考えていました。

初期のころは、このような仲よしグループののりでかまわなかったのですが、組織が大きくなり、会社の雰囲気になってきてそうもいかなくなってきました。経営者二人の目が各職員まで行き届かなくなる人数になると、われわれの望む関係とは違って、「院長先生」「事務長」という肩書きで見られはじめるのです。当然、肩書きに合った役割をこなさざるをえないため、だんだん職員との距離が離れていきます。また、問題を起こす職員が万が一にも出てしまった場合には、解雇を申し渡さなくてはなりません。仲よくやりたい気持ちと、仲よくなりすぎるわけにはいかない気持ちの板ばさみを経験します。われわれは、組織の構造によって役割が変化することをいやでも考えさせられたわけです。経営者は孤独である、と言われることがよくわかりました。

次に、「医療の抱える矛盾」について考えてみたいと思います。

医療は精神科に限らず、「患者さんの病気を治したい」と確実に思っていますが、全員治ってしまってこの世の中から病気がなくなったら、医療は必要ないことになってしまいます。病気がはやれば医療もはやるという構図なわけです。花粉症が猛威をふるえば、耳鼻科や内科、薬屋さんは大喜びです。医療は、「治ってほしいけれど、みんな治られたら困る」という矛盾を抱えています。

われわれも、患者さんには病気が治ってほしいと思いつつも、次々に病気の患者さん（お客さまが）が来てくれないと倒産してしまうという構造の上に立っています。もし、患者さんがほとんど受診してくれない医療機関であれば、早く治ってもらっては困るということになり、切実な問題になってしまいます。

幸い上尾の森診療所では、本院と分院を合わせると月に約二千四百人の患者さんが受診してくれますので、この問題には直面しないですんでいます。しかし、この「医療の矛盾」をしっかり自覚しておく「姿勢」がないと、ただきれいごとの理念だけを振り回す人間になりそうです。あるいは、お金のことだけにとらわれる経営者になってしまうかもしれません。現実検討をしっかりできる経営者でありたいと思っています。

ここまで、たびたび「医療はサービス業である」という言葉を使ってきました。経営者としては、この言葉から始まるべきであると痛感しているわけですが、医療領域では特にこの十年ぐらい問題意識が高まってきていると思います。

私は、医療の流れとは別に心理士の領域からも、この「サービス業」という問題意識を感じ取っていました。

例えば、白木孝二は一九九四年に、『ブリーフセラピー入門』（宮田敬一編、金剛出版）の中で、「ブリーフセラピーの今日的意義」という次のような文章を書いています。

心理治療に対する考え方が、少しずつではあるが確実に変化してきているようだ。その変化への評価は別として、ペイシャント（患者、病人）に治療を施すという発想から、クライアント（依頼人、顧客）にサービスを提供する／利用してもらうという方向へと、意識の流れが進んでいる。医療（メディカル）モデルから、消費者（コンシューマー）モデルへの移行と言えよう。

また、私も一九九六年に、前述した『病院心理臨床における〈姿勢〉について』（季刊心理臨床、星和書店）の中で、

（前略）契約の大切さは精神分析の知見をまつまでもないが、ここではビジネス関係

としての契約というポイントだけ指摘しておきたい。つまり患者さんは、お金を支払いカウンセリングというサービスを買うお客さんなのである。我々がお金に見合うものを提供できないかぎり高いと思われたり、他所でサービスを受けようと離れていくことは当然のことと考えるべきだ。カウンセリング行為とは、ごくごくあたりまえな経済原則にのっとったサービスであり、ビジネスとして成り立っていると考えるべきではなかろうか。

と指摘しました。

さらに、菅野泰蔵は『こころの科学』（二〇〇二年、日本評論社）の中で、「カウンセリング原論―白紙に描く臨床学のデッサン」という表題の論文をシリーズで発表していますが、その第二回に「カウンセリングはサービス業である」という項を設けています。

（前略）そこで現場は現場でこの仕事の定義をしなければならない。これは具体的なレベルではあまりにもはっきりとしていることである。業種としては、カウンセリングとはサービス業である。それ以外のなにものでもない。私などはその上に「接客」

の二文字をつけているくらいである。

このように、医療の領域からばかりではなく、心理士の領域からも「サービス業」という見方が提出されてきたわけです。経営者として、患者さんの立場に立った援助を提供するには、われわれはサービス業を行っていると意識することがとても大切です。

そして、患者さんの立場に立った援助を考えるためには、患者さんの人権をしっかり守るという視点が不可欠になります。精神医療の歴史をほんの百年ほどさかのぼれば、今までいかに「精神病」というものに差別・偏見の目が向けられていたかは一目瞭然です。日本の社会では、精神病患者さんを精神病院に囲い込んで社会の目から隠すということをしてきました。あるいは、今でも地方に行けば座敷牢に患者さんを囲い込んでいたなごりが見つかるかもしれません。家族が、患者さんを家に囲い込んで社会から遠ざけていた歴史があったわけです。

最近でこそ、福祉の活動の中で、「自分は精神病の障害を持っている」と開示して、社会の変革を求める活動をされる方も出てきていますが、まだまだ社会がそれを受け入れて住みやすくなったかというと、途上段階であると言わざるをえません。

経営者としては、単に一患者さんの病気を治す役割ばかりではなく、社会の差別・偏見をなくさせる啓発の活動も求められていると思っています。われわれは、差別・偏見の多くは、人々が精神病のことを正しく知らないがために不安になってしまうことが原因であると、住民による上尾の森診療所建設反対の運動から学んだわけです。患者さんの人権を守るためにも、社会の人へ正しく精神病を知っていただくためにもいちばんいいのは、多くの方に気軽に受診していただける上尾の森診療所の活動をオープンにして知っていただくことだと思っています。

また、学校や役所、企業などの団体から、精神病やメンタルヘルスについての講演依頼をたびたび受けますが、経営的な営業という視点ばかりではなく、社会への大きな啓発のチャンスであると考えて、全部お受けしています。

さらに上尾の森診療所は、「あげお福祉会」を応援することにより、今後もよりいっそう地域医療や福祉に貢献していきたいと思っています。

最後になりますが、いい経営者とはなにかと考えていたときに、『築地 魚河岸 三代目』(『ビックコミック』No.1050、小学館)という漫画を読んでいたところ、

「上に立つものは下を信じるだけじゃなく、信頼しなきゃいけない。信頼ってのは『信じて頼る』ことだよ」って。

という言葉に出会いました。私は、経営者として職員を信じることはできる人間だとは思ってきました。しかし、「頼る」ことができているでしょうか。ときには、この仕事は人に任せるより自分でやったほうが早いと考えて、抱え込んでしまう傾向がありそうです。不遜にも、自分がもう一人いたら便利なのにとも思ってしまうこともあります。

その点、佐藤は、「人に頼る」ことができていそうです。佐藤本人が自覚して頼っているようには見えませんが、職員からは逆に頼られる関係になるのかもしれません。

そんな佐藤と山田のコンビですが、おごらない経営者になれるよう、これからも努力をしていきたいと思います。

エピローグ

佐藤順恒
山田　均

山田　ようやく本も完成に近づきました。先生の原稿が遅れぎみだったので焦っていましたよ。

佐藤　悪い、悪い。でも、文章にしてみると、われわれがやってきたことが整理されるものだね。特に、開業当初と比べると病棟運営もずいぶん変わったね。

山田　まったくそうですね。今でも、ほかの病院と比べたらなんでもありの病棟で患者さんを許容していますが、初期のころの自由さは現在の比じゃないですね。
ところで、入院した患者さんの治療成績はけっこういいのではないかと感じているんですが、先生はどうですか。

佐藤　そう思う。日常生活から離れて休養するだけで、ずいぶんよくなる。

山田　そうですね。入院して、他人への気づかいをやめて自分に気をつかってあげましょうというのが大事ですね。患者さんがいろいろなしがらみから離れてゆっくり休める環境を提供することが大切です。

佐藤　そう。実際、休みやすい環境を提供するという目的はだいたい果たせていると思う。ただ一方で、自由という点についてはいろいろと問題があった。

山田　消灯時間を早めたり、自転車や車の持ち込みを禁止にしたりと、少しずつ入院生活の規則を厳しくしてきましたね。自由すぎることの弊害についても話し合ってきました。ただ自由で好きに過ごしていいと思われると、入院の目的や治療の意識が薄らいでしまいます。

佐藤　最近、ますます強く思うようになってきたんだけど、入院治療という点では、上尾の森診療所も内科や外科とできるかぎり同じであるべきだと思うんだ。休むだけで「治療」の目標が達成できる人もまれにはいるけど、ほとんどの患者さんは、やはり「治療」に取り組んでもらう必要がある。そうしないと、退行して問題行動を頻発する、おれの言う「うみを出す」だけにとどまってしまう。医者としては、どうしても、ここは「治療」の場であることを忘れないでほしいと強調せざるをえないわけだ。

山田　ただ休む環境を提供するのが、入院治療ではないということですね。入院治療の目的をはっきりさせて、踏み込んで治療に取り組むという確認は必要です。私は、カウンセリングの中で、「今の課題はとにかく休養することですよ」「ご両親との話し合いが始まりますが、自分の考えを伝えるのが大切ですよ」というように、大きな方針の中で、入院中の今の課題を明確にするよう気をつけています。

われわれは、十九床の入院ベッドを持つという全国的にもめずらしい形態で精神科治療に取り組んできました。既存の病院や入院施設を持たないクリニックの医療とは、やはり手ごたえが違いましたね。経験してはじめてわかったという感じです。

佐藤　ここの治療に適応できない患者さんもたくさんいる。あたりまえのことだけれど、既存の医療機関のほうがいい面もあるのだということを忘れてはいけない。ここの限界を知ることが大切だね。

山田　ところで、共同経営を十一年やってきて、一度も二人がもめたことはありませんでしたね。

佐藤　うん。この本を書く中で、二人の間にずいぶん違いがあることに気づいたんだけど、もめたことはないね。共同経営の難しさは、一にも二にもお金がからむからだと思う。人間だれでも欲があるからね。

山田　そうですね。経営的には、五十五パーセントの人件費になると経営が黄色信号で苦しい、六十パーセントを超えると倒産パターンだぞ、と大病院の院長先生に教わったことがあります。上尾の森診療所は、それをはるかに超えています。これだけ多くの患者さんに利用していただいているのに、経営は楽じゃありません。だからもめようがない。今もお金がないというのがお互いトラブらない理由ですかね。

佐藤　ハハハ……。つらい話だけど、二人とも地位とか名誉とかお金への欲が少ないことがいいんだろうね。

山田　たしかにあまりない……。地位とかお金とかは、墓の中まで持っていけないし……、と考えちゃうんですよ。目の前にある仕事を、一生懸命やれれば幸せだと思う日々です。

佐藤　臨床観や治療論について、これを機にもっと議論したいね。それと、二人がもっと上尾の森診療所という組織に目を配らなければいけないと思っているんだけど、どう？

山田　そこも心配ですね。狭義の臨床として、目の前の患者さんのカウンセリングをどうやってうまく進めるのかという意識を持っています。もう一つは、広義の臨床として、上尾の森診療所を一つのシステムとして考えて、どうやったらシステム全体での治療効果が上がるのかと考えています。システム全体をカウンセリングするような感覚です。それなのに、お互いに忙しすぎて組織へのかかわりがうまくできていませんね。

佐藤　各部署の長を集めてのスタッフミーティング、看護課とのミーティング、デイケアスタッフとのミーティングなどの工夫はしているけど、不十分だと思っている。

山田　そうですね。もっと、個別に話しながらシステムにさりげなく介入したいものです。そのせいかどうかはわかりませんが、職員のほうから新しい試みをしようという声が出なくなっていますね。組織が堅くなっていないか危惧しています。

佐藤　心理士のみんなは、このへんのことをどう考えているのかな。

山田　心理士も医師も、われわれが一人前のプロと思って仕事は任せっきりじゃないですか。心理士と医師との合同カンファレンスも最近はありませんし、よくいえば一匹狼、悪くいえば自分の持ち分だけこなせばいい状態、と感じなくもありません。

佐藤　そうだな。どんどん自主的に新しい試みをしてほしいとチャンスを与えているつもりだけど、たしかに、最近は自主性が乏しくなっているような気がする。

山田　長く仕事をしていると、パターン化してしまうことが原因ですかね。ですから、われわれが新機軸を出して刺激しなければならないですかね。

佐藤　とにかく、われわれ二人が忙しすぎてよくない。少しでも時間に余裕を持って、組織全体にかかわらないと。

山田　仕事を任せることと、うまく機能させることを意識するわけですね。ところで、先生は仕事が大変だと思ったことはありますか。

佐藤　大変と思うひまもないぐらい、忙しいという感じかな。

山田　実は、少し考えてみたんです。われわれ心理士は、学生のころは「カウンセラーになりたい」と思ってこの世界に入ってきます。当然、心理士になるまでさまざまな修業を乗り越えてくるわけです。それで、やっとこの業界でやれるようになって、はじめは患者さんを担当できることがこのうえなくうれしいわけです。でも、だんだんベテランになっていくと、担当することの大変さばかりが先に立って仕事を減らそうという人を見かけます。質のいい仕事をするためならいいのですが、モチベーションを下げているのであれば心配だと考えています。謙虚さもなくしていったら最悪です。われわれがよく行く、すし・割烹の「ほまれ」という店があるじゃないですか。あるとき、そこの大将に、「大将の仕事は、朝早くから仕入れに行って、午前中は仕込みでしょ。それで、夕方から店を開けて夜中までじゃないですか。しかも、おれらみたいな酔っ払いを相手にして、いつ寝るの？　大将の仕事は大変でしょ」と聞いてみたんです。すると、大将はなんて言ったと思います。

佐藤　「寝る時間がなくてつらいよ」とでも言ったのかな。

山田　私もそう思ったんです。ところが大将は、「自分の好きなことをやっているんだから、大変なんて思ったことないですよ。楽しくてしかたないですよ」と答えたんです。

佐藤　そりゃすごい。

山田　でしょ。われわれ心理士も職人さんに近い職種だと思っているんですけど、どれだけの人が、「好きでなったんだから楽しい」と言えるでしょうか。心理士もビギナーのころは言えると思うんですけど、大将のような大ベテランの域に達して言えるでしょうか。私も、身が引き締まる思いでしたよ。

佐藤　うらやましい話だな。大将は、いつも新しい工夫をした料理を出してくれる。きっと、自分も楽しんでやっているんだろうな。

山田　それでお客さんが喜んでくれたら、もっと楽しくなりますね。

医療に携わるわれわれは、医師にしても心理士にしても、「楽しんで仕事をしている」と言うと患者さんに対して語弊がありますが、少なくとも「大変」という言葉を口にしないような仕事人になりたいと思います。

佐藤　そのためにも、常に自分は十分ではないという謙虚さを忘れてはいけないね。

おわりに

山田　均

私がまだ心理士として駆け出しの二十年前、ある大学病院で、非常勤心理士（診療技術員というポストでした）として勤務していたころの話です。そこの大学病院の方針なのでしょうが、医師は精神療法に興味を持つものではない、という雰囲気がありました。当時の若手の医師の中には、精神療法に興味を持つ人も少なくありませんでしたが、その大学で学ぶかぎりは表立って口には出せませんでした。「医師は、精神病を治すために投薬治療をすることが役割である。それをしっかり学びなさい」ということでしょう。そこでの私の仕事は、心理テストをとることであり、カウンセリングという言葉は存在しませんでした。

現代もそうですが、医療の分野で精神療法やカウンセリングがあたりまえのようになされているかというと、まだまだそうはいえないと思います。百床の病院に一人の心理士がいれば、まだ理解が深いほうだと認識しています。

大切なことは、医師が心理士とコンビを組んでもかまわないと言っていただけるよう、われわれも実力をつけていくことです。われわれ心理士は、医師に対してただ理解をしてほしいと訴えるのではなく、役に立つから使いたいと思ってもらえるように実力を証明していく必要があると思うのです。

私がとても恵まれたのは、心理士という存在を理解してくれる医師に出会えたことです。さらに、上尾の森診療所を経営する立場に立てたため、よりいっそう思うような仕事をすることができました。

医師であれ心理士であれ、「精神の病」「精神の障害」という状態に対して、なにがしかの援助をしたいという思いはいっしょです。本書は、上尾の森診療所という事例検討をとおして、なにか一つでも精神医療を考えるためのヒントが発信できたらと願って書かれました。そして、読者の方からのご批判をいただき、よりよい診療所運営を目指したいと思っています。

さて、本文では、「心理士」「カウンセラー」「臨床心理士」と、呼称が統一されてはいませんが、まったく同義にとっていただければ幸いです。

心理士は、医師のように国家資格化がなされていないので、いろいろな団体がその好みに合わせて、いろいろな呼称を使っているのが現状です。私も、「心理士」というひびきが「診療所」という漢字のひびきに合うと思っているため、気に入っているというだけの理由で使っています。

また、「職員」「スタッフ」という用語も同じように同義として用いています。各職員の好みによって、気にいった呼称を使ってもらい、混沌としているけれども自由な実際の雰囲気を表現しようと考えました。

最後になりますが、われわれの活動は多くの方々の支えによって成り立ってきたことにお礼を申し上げます。職員の方々、諸先輩方、行政や地域の方々、関係者の方々、そしてわれわれの家族、思い出せばきりがないほどです。みなさまに感謝申し上げます。

また、本書をまとめるにあたり、稚拙な文章におつきあいいただいたみち書房の田中治郎さま、石橋輝一さま、関根由美子さまの諸氏に感謝申し上げます。そして、このような機会を与えてくださった、星和書店の岡部浩さま、石澤雄司社長には特別な感謝を申し上げます。

そして、なによりも上尾の森診療所を育ててくださったのは、患者さんたちです。患者さん一人ひとりのご多幸を願い、こころから感謝申し上げ、弱き人々に優しい社会の実現を願って筆を置きたいと思います。

二〇〇六年七月吉日

著者略歴

佐藤順恒（さとう じゅんこう）

医療法人社団順風会上尾の森診療所院長。

1949年、東京都生まれ。東京大学医学部卒業後、精神科病院、精神科診療所などの勤務を経て、1994年開業に至る。

山田均（やまだ ひとし）

医療法人社団順風会上尾の森診療所副院長、事務長、心理士。

1961年、埼玉県生まれ。学習院大学大学院人文科学研究科心理学専攻博士前期卒業。主に医療領域で心理士として勤務してきた。著書に、「カウンセラーの仕事」（朱鷺書房・共著）「心理学と社会4」（ブレーン出版・共著）ほか。

編集協力　株式会社みち書房
タイトル／ディレクション　柏秀臣
ブックデザイン／イラスト　中村かおり

ゆるゆる病棟。 精神医療の新しい可能性を求めて

2006年 8 月10日　初版第1刷発行
2006年10月13日　初版第2刷発行

著　者　佐藤順恒・山田均
発行者　石澤雄司
発行所　株式会社　星和書店
東京都杉並区上高井戸1-2-5　〒168-0074
電話　03-3329-0031（営業部）／03-3329-0033（編集部）
FAX　03-5374-7186
URL　http://www.seiwa-pb.co.jp

©2006　星和書店　Printed in Japan　ISBN 4-7911-0606-7

境界性人格障害＝BPD
はれものにさわるような毎日を
すごしている方々へ

P.T.メイソン、
R.クリーガー 著
荒井秀樹、野村祐子
東原美和子 訳

A5判
352p
2,800円

**境界性人格障害＝BPD
実践ワークブック**
はれものにさわるような毎日を
すごしている方々のための具体的対処法

R.クリーガー、
J.P.シャーリー 著
遊佐安一郎 監訳
野村、東原、黒沢 訳

A5判
336p
2,600円

**マンガ お手軽躁うつ病講座
High & Low**

たなかみる 著

四六判
208p
1,600円

こころの病に効く薬
—脳と心をつなぐメカニズム入門—

渡辺雅幸 著

四六判
248p
2,300円

私は病気ではない
治療をこばむ心病める人たち

X.アマダー、
A.L.ジョハンソン 著
江畑、佐藤 訳

四六判
300p
2,000円

発行：星和書店　http://www.seiwa-pb.co.jp　価格は本体(税別)です